12 Principles for Raising a Child with ADHD

多动症孩子养育指南

——给父母的12项原则

[美] 拉塞尔·A. 巴克利（Russell A. Barkley）/ 著

王思睿　邹丽娜 / 译

中国轻工业出版社

图书在版编目（CIP）数据

多动症孩子养育指南：给父母的12项原则／（美）拉塞尔·A. 巴克利（Russell A. Barkley）著；王思睿，邹丽娜译. —北京：中国轻工业出版社，2022.5（2025.2重印）

ISBN 978-7-5184-3772-6

Ⅰ. ①多… Ⅱ. ①拉… ②王… ③邹… Ⅲ. ①儿童多动症–家庭教育 Ⅳ. ①R748 ②G78

中国版本图书馆CIP数据核字（2021）第260055号

版权声明

责任编辑：林思语　　　　责任终审：张乃柬
文字编辑：潘　南　　　　责任校对：刘志颖
策划编辑：戴　婕　　　　责任监印：吴维斌

出版发行：中国轻工业出版社（北京鲁谷东街5号，邮编：100040）
印　　刷：三河市鑫金马印装有限公司
经　　销：各地新华书店
版　　次：2025年2月第1版第3次印刷
开　　本：710×1000　1/16　印张：14.75
字　　数：127千字
书　　号：ISBN 978-7-5184-3772-6　　定价：58.00元
读者热线：010-65181109
发行电话：010-85119832　　010-85119912
网　　址：http://www.chlip.com.cn　http://www.wqedu.com
电子信箱：1012305542@qq.com
版权所有　侵权必究
如发现图书残缺请拨打读者热线联系调换
250014Y2C103ZYW

○ ○ ● ● 译者序

> 小娃撑小艇，
>
> 偷采白莲回。
>
> 不解藏踪迹，
>
> 浮萍一道开。
>
> ——〔唐〕白居易,《池上》

我国唐代诗人白居易的《池上》好比一幅画卷，向我们展示了一个天真、活泼、淘气、可爱的孩子形象。这也是大多数人对童年和孩子的印象，悠然、无忧无虑又色彩斑斓、熠熠发光。

然而，总有一些孩子"偏离"了人们对童年美好的印象。这些孩子常常难以保持注意力，丢三落四，容易因为粗心而犯错；好动，在课堂上手脚动个不停，在座位上扭来扭去；冲动、惹祸，难以完成需要条理性的任务；走到哪里都闲不住、坐不住；常常打断别人说话……这样的孩子中不少都有被大人"口头诊断"的经历："你这孩子是不是多动症？！"

"多动症"，这个相当多父母和孩子耳熟能详的一个词，曾经承受了太多的误解。现在，是时候对它有一个科学的认知了。

多动症是注意缺陷 / 多动障碍的俗称。它指的是发生于儿童时期，与同龄儿童相比，以明显注意集中困难、注意持续时间短暂、活动过度或冲动为主要特征的一组综合征。当前学界将多动症定义为一种神经发育障碍，它发生在男孩身上的概率要高于女孩。2021 年，包括中国优秀的多动症研究者、北京大学第六医院的王玉凤教授在内的来自 27 个国家的 80 名该领域的著名研究人员，在学术期刊《神经科学与生物行为综述》（*Neuroscience and Biobehavioral Review*）上发表了一篇名为《世界多动症联盟国际共识声明：关于多动症的 208 个基于证据的结论》（The World Federation of ADHD International Consensus Statement: 208 Evidence-based Conclusions about the Disorder）的论文。论文回答了一个长期以来困扰着人们的问题：为什么有人会患上多动症。文中基于大量科学研究事实得出了结论，对于大多数多动症患者来说，遗传和环境风险因素累积起来导致了这种疾病。

对于孩子被诊断为多动症的所有家长来说，从听说多动症到主动了解多动症，再到接受多动症，这是一个相当漫长且极其煎熬的过程。家长自然非常希望有一个多动症专家能够提供科学的养育建议，让自己知道可以为孩子做点什么，也让自己看到希望，并给家庭带来希望。本书的作者拉塞尔·A. 巴克利（Russell A. Barkley）博士正是这样一位多动症领域的医生 / 专家，《多动症孩子养育指南：给父母的 12 项原则》（*12 Principles for Raising a Child with ADHD*）也正是这样一本书。巴克利博士是国际公认的儿童和成人注意缺陷 / 多动障碍研究的权威，他目前以美国弗吉尼亚联邦大学医学院精神病学临床教授（2016 年至今）的身份，致力于广泛传播关于父母如何养育多动症儿童的科学信息。

2015 年，我曾有幸翻译了巴克利博士的另一本著作《如何养育多动症孩子：给父母的权威完全指导》（*Taking Charge of ADHD：The Complete, Authoritative Guide for Parents*）的第三版，该书由中国轻工业出版社于 2016 年出版，在读者中获得了极好的反响。今年，我又有幸携手邹丽娜博士致力于该书第四版的翻译工作。在翻译过程中，戴婕编辑与我和丽娜联系，询问我们是否愿意翻译同为巴克利博士著作的《多动症孩子养育指南：给父母的 12 项原则》。我们原是迟疑的，担心"两线开工"会降低译文质量，但在认真拜读过"12 项原则"之后，我们当即决定：这是我们作为儿童心理学工作者必须要翻译的一本书，也是必须要呈现给有需要的中国家长的一本书！

《多动症孩子养育指南：给父母的 12 项原则》简明、易读，行文直击重点，绝无"拖泥带水"，提供了大量有关如何养育多动症孩子的实用建议，操作性极强。多动症孩子的父母时间有限，他们迫切需要的是能够解决日常生活中关于孩子各种问题的行之有效的方法。这本书顺应了这种强烈的需求。如果说《如何养育多动症孩子》是一本带着浓浓学术味、书卷气的专著，那么这本书就是能让家长快速"上手"的实操手册。

在这本实操手册即将出版之际，我和丽娜内心的感受颇多，也颇为复杂。我们内心充满着对巴克利博士的崇敬——尊敬他是一位致力于帮助全世界受困于多动症的家庭的权威，感动于他对这些家庭的大爱。我们内心充满着希望——希望这本书能够传达出关于多动症的科学内容和实用指导，以此慰藉家长们的心灵，帮助多动症儿童更好地成长。我们内心充满着感激——感谢中国人民解放军总医院第七医学中心申州医生和北京民康医院丁琳医生对本书部分内容的建议与审校，感谢学者王飞峙先生及毕业于美国哈佛大学儿童发展与心理学专业的孙梦老师为本书提供的极有价值的意见与建议，感谢一直给予我们指导、支持与鼓励的戴婕编辑。最后，我和丽娜还要特别感谢我们各自的女儿申翊和王溥园。她们不但让我和丽娜有机会成为更好的自己，也让我们对儿童心理工作者这份职业的责任与意义有了更多、更深刻的理解与体悟！

王思睿

2021 年 11 月于北京

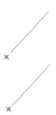

献给我的孙子和孙女，你们是我生命里的光和爱：

克莱尔、威尔、利亚姆和克雷格

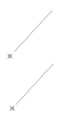

○ ◐ ● ● **作者说明**

　　为保护儿童所在家庭的隐私，本书所有案例中可用于身份识别的细节要么经过了加工，要么是将我在临床实践中所接触的不同儿童的信息进行了混合。

　　在本书中，我会交替使用男性和女性代词来指代特定的个体。因为我们的语言一直在发展，这样做是为了确保读者能够拥有自在的阅读体验，并非不尊重认同其他人称代词的读者。我真诚地希望所有人都能感受到包容与接纳。

感谢你选择阅读这本书。我希望这本书能成为你在日常照顾和抚养患有注意缺陷/多动障碍[1]（attention-deficit/hyperactivity disorder，ADHD）的儿童或青少年时不可或缺的指南。我的目标是向你介绍在我和多动症儿童及其父母近 50 年的工作中，我所发现的非常有价值的内容。在你为家人（不光是有多动症的儿子或女儿，还有其他家人）倾情付出时，我希望为你提供一本能反复翻阅的书。我相信，通过运用本书中的 12 项原则，你在抚养多动症孩子时遇到的困难会越来越少，你会变得更加有胜任感和自信，家庭也会更加和谐，而多动症儿童或青少年也会适应得更好。

如果你对我的畅销书《如何养育多动症孩子》（*Taking Charge of ADHD*[2]）有所了解，你可能会想，为什么我决定为多动症儿童的父母再写一本关于多动症的书。毕竟，那本书的副标题是"给父母的权威完全指导"，现在已经出到第四版了。我再写一本书的原因很简单：多动症儿童的父母时间有限，他们迫切需要能够解决各种日常问题的可靠方法。从我为数百个家庭提供的临床服务中，从 800 多场讲座的反馈中，我了解到，父母需要一些明确的指导方针，让他们在面对孩子多动症问题的同时，仍然能够向着"培养健康快乐的孩子"的目标坚定前行。当家庭陷入多动症的"泥沼"时，他们首先需要了解，自己要面对的是什么。有了这样的理解，他们才能用被证实行之有效的方法来"武装"自己。在本书中，读者能够获得这些行之有效的方法。

---

[1] 为方便读者理解，本书统一使用"多动症"一词。——译者注

[2] 此书第三版的中文版于 2016 年由中国轻工业出版社"万千心理"出版。——译者注

《如何养育多动症孩子》一书囊括了我自己的研究和我每周对于最前沿的科学文献的综述，它提供的是关于多动症各个方面的深入信息。而这本书同样是基于最新的科研数据和临床成果，但它的独特之处在于，它是我个人执业生涯和专业发展的更为直接的产物。当我和世界各地成千上万的父母一起工作的时候，我对那些倾尽全力让孩子过得幸福的家长充满关爱与共情。同时，我也得以切身体会，如此深切地关怀一个有特殊需求的孩子，并决心让他 / 她走上健康、幸福和成功的道路是一种什么样的感觉。几年前，我的孙子被诊断出患有自闭症谱系障碍（autism spectrum disorder，ASD）。从那时起，我就得到了一份"礼物"，那就是积极地帮助他克服自闭症谱系障碍所带来的挑战。见证他取得每天的发展成就给我带来了巨大的喜悦，并激励着我努力为多动症儿童的父母提供支持与帮助，就像我鼓励你引导孩子走向他 / 她能够拥有的最好生活一样。

因此，我希望本书不仅是一个简明的实用资源，而且能给你带来安慰和启发。当你上五年级的孩子在晚饭后突然想起，他必须在明天早上把一个立体模型交给老师时，我希望你能翻一翻本书的原则 2，这项原则会提醒你孩子的问题是一种障碍，也会提醒你这种障碍对日常生活而言意味着什么，从而让你有更多的耐心。在你收到孩子同学发来的生日聚会邀请并因此不寒而栗时，我建议你翻一翻本书的原则 12。这项原则能够帮助你对可能出现的混乱场面做出预判，提前做好计划，帮助你的女儿避免在混乱中崩溃。当你在忙乱地收拾那些孩子落下的、忽视的或半途而废的家务时，或者当你想起孩子早上又违反了多少条家规时，我希望你能读一读原则 4，记住不要为小事过分操心。尤其是，如果这些小事加起来也不会影响大局，那就不要让自己陷入其中。

你将在接下来的部分中找到这类支持、建议及更多的内容。请记住，这些都是指引着大方向的指导性原则，而具体的路径要靠你自己来规划。还要记住，你也可以求助《如何养育多动症孩子》这本书，了解更多关于多动症的细节，这将有助于你规划路径，确保自己走在正轨上。

如何使用本书

你可以用以上描述的方式来使用这本书——在面对多动症带来的常见挑战时，随时翻开书，去寻找你迫切需要的帮助。你也可以把这本书从头读到尾，然后根据需要回看各个章节。（在本书中，我所说的"你"和"父母"也包括继父继母、养父母、祖父母，以及其他对多动症儿童负有主要养育责任的人。）

引言和前 5 项原则阐述了抚育多动症儿童的基础——理解成功育儿的关键（原则 1），记住你的孩子表现"不好"不是因为他"坏"，而是因为他患有发育障碍（原则 2），开启牧羊人的心态（原则 3），明确你要处理的优先事项（原则 4），从而你会更加关注孩子和你在每一刻的互动（原则 5）。另外的 7 项原则针对多动症症状给孩子（和你）带来的问题，提供了更为务实的解决方案：如何使用奖励、触摸与交谈来鼓励孩子的良性行为，如何弥补孩子在时间和记忆方面的问题，如何提升孩子的组织管理能力以帮助他在学校和其他领域取得成功，如何让问题解决变得有形和具体，如何避免孩子因为多动症而难以离开家门。如果你还没有读过《如何养育多动症孩子》，我建议你先读一下那本书的引言部分，这样你会了解多动症的发展本质，及其如何转化为你在孩子的日常功能中所看到的现象。这种理解对于有效地运用本书中的 12 项原则至关重要。本书的结论部分也很重要，其目的是将 12 项原则结合起来，有助于你富有成效地养育多动症儿童。

我要向吉尔福特出版社（The Guilford Press）的姬蒂·穆尔（Kitty Moore）和克丽丝·本顿（Chris Benton）表达谢意，我深深地感谢他们提供的建议和帮助，他们让这本书得到了升华，并最终付梓。我还要一如既往地感谢我的朋友们，吉尔福特的总编辑西摩·温加腾（Seymour Weingarten）和总裁鲍勃·马特洛夫（Bob Matloff），感谢他们在过去的 38 年中，对我出版的许多书籍、新闻信、评定量表和其他产品持续提供的支持。最后，我要感谢成千上万的多动症儿童和青少年的父母，在我 40 多年的职业生涯中，他们和我分享了很多的洞察和建议，让我了解了抚养多动症孩子的最佳方式。

目录

12 Principles
for
Raising
a Child
with ADHD

引言

认识多动症

让我们面对现实吧：在"多动症"被确定为一种障碍的过去几十年中，它落下了恶名。事实上，该名称是导致现状的原因之一。作为一个用于表达问题所在的标签，"注意缺陷／多动障碍（attention-deficit/hyperactivity disorder，ADHD）"这个术语是有限而肤浅的，同时还具有误导性。因此（广为传播的误导信息也起了推波助澜的作用），许多老百姓并不真正理解这种障碍是什么。对于家长而言，接触到这些不准确的观点是一件不幸的事，因为了解多动症的基本属性是让孩子得到适当治疗的先决条件，而更贴合本书重点的是，理解多动症也是家长能够日复一日、成功地养育孩子的基本前提。

多动症不仅是一种注意障碍

多动症不仅是一种注意力层面的障碍，它本质上是自我调节的紊乱。说得更全面些，那就是：多动症是一种自我控制和执行功能层面的神经发育障碍。如果你能够理解这一定义的含义，你就能开启本书 12 项原则的全部力量，这有助于你成功地抚养多动症儿童或青少年。

> 如果你读过《如何养育多动症孩子》（第四版），你就已经了解了多动症的本质，不需要读这一章了，除非你希望复习一下，或者想要理解本书里的每一项原则是如何从我们几十年来对多动症的研究中总结形成的。我建议你手边也

准备一本《如何养育多动症孩子》，当你想更深入地理解多动症时可以把它作为参考。我也推荐乔尔·尼格（Joel Nigg）的《多动症儿童日常生活的科学管理》（*Getting Ahead of ADHD*[1]），有兴趣的读者可以读读这本书，了解一下关于多动症的其他学术研究背景。

关于多动症的基本事实

要有效地养育多动症孩子，你需要详细地了解多动症的症状，以及这些症状可能会如何影响孩子的日常功能。首先，让我们先来打下基础。

多动症是一种神经发育障碍。这仅仅意味着，这种疾病通常发生在儿童和青少年时期，并会影响大脑的发育，而大脑的发育主要发生在上述两个时期（尽管有些脑区的发育会持续到将近 30 岁）。研究对比了近十年来多动症儿童和普通儿童的脑部扫描结果，发现多动症儿童在这段时期内的大脑发育比普通儿童平均延迟 2~3 年。

多动症的病因主要是遗传因素。在大约 70% 的病例中，负责构建和操作大脑的特定基因的紊乱增加了多动症的患病风险。多动症的成因也包含环境因素，但只占病例的一小部分。环境因素包括孕妇饮酒过量、幼儿摄入铅（通常是通过铅涂料）、头部创伤、其他脑损伤、感染、肿瘤、中风，以及其他明显影响大脑特定神经网络的不良事件。

根据定义，多动症患者在下列两组行为上会比其他人遇到更多困难，这两组行为是：（1）坚持目标并抵制分心；（2）抑制冲动行为。基于大脑发育的一般模式，我们都有一定能力去集中注意力，抵制分心，坚持目标，记住我们打算做的事情，抑制自身冲动行事或者按照进入大脑的第一个想法来行动，抑制不安，限制活动水平，让我们的行为与情境相符。因此，这些能

---

[1] 此书中文版于 2019 年由中国轻工业出版社"万千心理"出版。——译者注

力可被认作人类的共有特征，我们每个人的每一个特征都处在从典型到非典型的连续谱上。而多动症儿童处在连续谱中非典型的位置上。跟一般儿童相比，他们在保持注意力和行为方面会有更多的困难，而且更容易变得过度活跃或难以控制冲动。随着大脑的正常发育，一般人在这些方面的能力也会随着年龄的增长而提高，大多数孩子都能较好地完成这些事情，以满足符合他们年龄的需求和期望。然而，多动症儿童在这种发育模式上明显存在延迟。如果儿童在这些特征上所获得的发展非常少，以至于他们出现了多动症的症状，并因此在生活的各个领域体验到功能缺失的负面后果，那么这个问题就变成了一种心理障碍。

下面的专栏1[1]描述了这种神经发育障碍在某个孩子身上的表现。你可能会觉得这种描述有些熟悉。

专栏 1

多动症孩子的表现

尼科2岁时，母亲就知道这个像小马达一样的儿子会给自己带来什么样的麻烦。他从来无法静止不动超过几秒，在家时总是从一个物品的旁边"飞"到另一个物品的旁边，就好像他只为一件事而活着——运动。他不是在走路，而是跑、摔、跳，然后在房间里四处乱窜。虽然大多数时候尼科都是一个快乐的孩子（如果不是傻乎乎的话），但随着年龄增长，当他感到沮丧或不能按自己的方式做事时，他也可能会崩溃。尼科情绪冲动，会把情绪都表现出来，让你知道每一刻他对你有什么感觉。他也可能会让人精疲力尽。无论什么东西，只要是他能找到、打开、解开或者撕开的，他都会钻进去。结果，5岁之前他就已经受过3次重伤（被罐头划伤、接触了放在水槽下的清洁用品导致中毒、从后院的巨石上跳下来导致头部撞伤），之

---

[1] 为了便于阅读，本书中文版对专栏进行了编号。——译者注

后又受了几次重伤。

尼科 4 岁的时候，他的妈妈克里丝发现他看电视时不能长时间和自己依偎在一起。尼科吃饭的场景就好像马戏团表演，因为他会咬一口食物，然后在厨房里跑来跑去，爬回椅子上再快速咬一口，然后向后摇晃椅子，经常把椅子翻过来，再爬到桌子底下抚摩家里的狗。他的幼儿园老师抱怨道，她几乎总是要把一只手放在尼科身上来管住他，同时要监督其他孩子和上课。在讲故事或"地毯时间"（教学）的时候，要求尼科坐着不动超过一两分钟几乎是不可能的。让事情更复杂的是，老师说他"从不闭嘴"。他对每件事都有自己的看法，但不会听其他任何人说话，这一点克里丝在家里多次见到过。尼科的老师甚至告诉克里丝，尼科应该在家多待一年，不要和其他孩子一起上学前班，因为他完全不具备学习所需要的学业准备行为：保持注意，抑制不相关的活动，记住并遵守要求。于是，克里丝带尼科去看儿科医生，请医生把他们转介给一位儿童行为和发展领域的专家。儿童心理学家花了几小时给尼科做评估，然后克里丝得到了一个解答了她内心困惑的结果——多动症。

多动症是一种普遍存在的障碍，在儿童中的发病率是 5%~8%。这意味着每 15~20 个孩子中就有 1 个患有多动症。起初，多动症更多的是影响男孩，但随着个体发展，这种性别差距逐渐缩小。在儿童期，男孩的多动症发病率是女孩的 3 倍。到了青春期，男孩的发病率是女孩的 2 倍左右，而成年男性的发病率仅是成年女性的 1.5 倍。这种疾病存在于所有的种族群体和社会阶层中，而且在每个为孩子做过相关检查的国家中都有发现。这一发现证实了多动症主要是生物学（神经发育）因素引起的，而非社会或环境因素（如文化）。

事实上，这种障碍是生理性的，本书中的许多原则都是据此自然地发展而来。从鼓励我们记住多动症是一种真正障碍的原则 2 开始，接下来的 4 项原则都聚焦于帮助儿童解决他们的问题。这些问题不是儿童自己想要的，而是与生俱来的。多动症的神经发育本质也启发了本书后半部分的实用原则，这些原则针对的是多动症的具体症状。

多动症的症状

如果你的孩子患有多动症，那么你每天可能会看到他的很多行为，这些行为都来自两组高度相关的症状：注意力问题，抑制与多动问题。这些问题的出现及其出现频率对于多动症的诊断十分重要：如果一个孩子只是偶尔表现出部分这样的问题，就更接近连续谱上"典型"的一端，不会被诊断为多动症。要符合诊断条件，孩子的症状必须持续 6 个月，在 2 个或以上的生活领域中表现出远比其他孩子严重的问题，并且这些问题必须已经影响了孩子的主要生活活动中的功能，例如对孩子在学校中的表现、家庭生活或同伴关系产生了影响。

注意力问题

多动症儿童经常：

- 似乎不听别人说话；
- 无法完成分配给他们的任务；
- 丢东西，尤其是完成任务所需的东西；
- 不能像其他孩子一样集中注意力；
- 容易分心；
- 在没有监督的情况下，无法做事；
- 需要更多的重新定向（redirection）；
- 一个活动没完成，就换到下一个活动；
- 无法回忆在特定情况下他们被告知要做什么，或应该做什么。

抑制问题

当然，多动症儿童也可能有容易冲动的问题。他们经常会：

- 打断、打扰他人以及他人正在做的事情；
- 说话过多，经常说一些不该说的话或做一些不该做的事；
- 在做一件事之前不会思考，冲动之下行动太快；
- 缺乏耐心，难以延迟自我满足；
- 选择做一些能带来即时满足或回报的事情，即使是在不恰当的时候；
- 快速、强烈地表现出自己的情绪，并且基本上不会调整自己的情绪来适应当时的情境——尤其是几乎不会控制负面情绪，如不耐烦、沮丧、敌意、恼火、愤怒，甚至在受到刺激时表现出攻击性；
- 不能预见危险行为的后果，全速前进，最终导致比其他儿童受到更多的各种意外伤害，以及更多的运动损伤——最终，他们去急诊室的次数至少是其他儿童的 3 倍，并且伤势通常更为严重。

看到孩子难以控制自己的情绪是很让人心碎的。即使在有些情况下，他们有某些情绪感受是完全正常的，但是多动症儿童的情绪反应往往比其他同龄孩子更快、更极端。因此，他们常常遭到同龄人的拒绝或回避。

活动过量或"过动"的问题

与抑制有关的问题是活动水平过高，或过动。多动症儿童经常：

- 表现得好像他们是由马达驱动的，在房间或某种环境中走动得比其他人多得多，几乎一直在动；
- 坐立不安，躁动，而且"扭来扭去"，在需要坐着不动时，他们会一边移动胳膊和腿，一边极力想让屁股待在椅子上；

■ 触摸物品，甚至触摸他人；

■ 行为举止比其他人更用力、更突然，更容易做出过多的动作；

■ 说话比其他人多，发出的声音或噪音通常比同龄人多；

■ 小时候攀爬过多，在房间或游戏区里比其他孩子更多地跑来跑去，并且更愿意做出各种引起他人注意的滑稽动作；

■ 比其他孩子更喜欢钻到某个物体里，尤其是不恰当的物体，因此必须比其他孩子更经常、更密切地接受监督。

症状有多严重可能取决于具体情况

我在前文中提到过，孩子的症状必须经常出现，并且这些症状至少要出现在两种不同的生活情境中（比如在家和学校），才能被诊断为多动症，但这并不意味着这些症状在任何情况下都会非常严重。在具有以下特点的情境或任务中，多动症的症状通常会变得更严重。

■ 无聊或无趣；

■ 出结果的时间很长，或者反馈不频繁；

■ 需要独立工作；

■ 缺乏监督；

■ 参与到儿童群体中；

■ 对于孩子来说非常熟悉（因此通常不那么有趣）；

■ 有父母参与，而没有陌生人或孩子不太熟悉的成年人的参与；

■ 有父母或监护者参与，并且他们会对孩子说很多话或讲很多道理，但很少会采取行动来控制孩子的不良行为；

■ 需要等待；

■ 在下午较晚的时候或者晚上（由于疲劳而难以自我控制）；

■ 严格限制孩子的行动（比如坐在教室的课桌前学习）。

也许你已经注意到，上述这些情境通常需要自我调节。也许你已经看到，在不需要太多自我调节的情境下，孩子的症状通常比较轻微。这些不需要太多自我调节的情境包括有趣的活动，带来高度刺激或有趣的任务（如电子游戏、卡通片、动画电影），大量运动（如健身房、课间休息、运动），频繁的奖励或反馈，大量的监督，与同龄人开展小组合作而不是独立工作，与成年人一对一工作，非常新颖的环境，监护人说话少但会用行为后果来捍卫规则，很少需要等待或无须等待的情境等。这类情境对孩子的执行功能要求不高。

孩子大脑中的"管理者"

上述多动症症状实际上只是这种障碍的表面特征，是心理发展中潜在复杂问题的外在表现。这些症状源自一系列潜在的心理能力或大脑功能，称为执行功能（executive functions）。之所以称为"执行"，是因为这些执行功能会调动大脑的其他部分来完成我们的目标和计划。执行功能实际上指的是能够着眼于未来、规范自己的行为来实现目标的能力。多动症和执行功能都与大脑中相同的网络有关，这不令人意外：这些神经网络允许我们决定集中注意力，制订游戏计划，继续执行任务，有效地行动和思考，并从任何环境里的所有信息输入中选择需要重点关注和采取行动的内容。

大多数神经心理学家认为，这些神经网络（以及其他网络）至少产生了7种执行功能，这些功能之间相互作用，使我们能够通过事后总结和预见来控制自己的行为，从而预测未来和做好准备。这些执行功能主要发生在大脑的前额叶，即额头的后面，但其所参与的网络延伸到了大脑的许多其他部分。多动症患者大脑中执行功能缺陷所带来的影响同样广泛。你会在孩子行为的许多方面以及日常生活中的许多领域感受到这些影响。就像企业的管理者一样，大脑中的管理者会思考未来、制订计划并决定如何在当前情境下做出最佳操作，以确保当前和以后的生存、成功和幸福。因此，患有多动症的孩子可能会表现出对他现在不利的行为（在学校里冲动地从椅子上跳起来）和对将来不利的行为（不明白在学校表现不佳可能会导致将来的一系列问题）。你将在下面的描述中看到，这些执行功能不是单独运作的，而是协同运作的，从而进一步增加了它们对个体思维、感觉和行为的影响。

大脑前额叶是创造目标和制订实现目标的计划的地方。它还负责将计划付诸实施，监测进展情况，并根据需要进行调整，以实现目标。执行功能有助于孩子成长为一个独立的人，能够为自己做出决定，也能够成功地制订和实施计划。没有执行功能，我们就会失去方向，从一个冲动"跳到"另一个冲动，无法实现任何我们可能想要达到的目标。

执行功能1：自我觉察

自我控制始于知道自己在想什么、说什么和做什么。幸运的是，对我们所有人来说，我们所做的很多事情都是自动完成的，这是我们所熟知的行为模式的一部分。但有时事情的优先级会发生变化，或者发生意外，我们必须超越"自动驾驶模式"。这种基本的执行功能使我们能够监控自己的行动，评估自己在实现自己的目标（或别人分配给我们的目标）方面是否做得够好。

多动症儿童和青少年不太能够觉察自己的想法、言论、感受和行为，即使出现需要纠正的情况时，他们也不能像同龄人一样看到"自动驾驶模式"不能让他们到达自己需要去的地方。最终，他们还是会使用"自动驾驶模式"。这使得多动症孩子更容易分心，对自己内部和周围发生的事情更容易做出冲动的反应，而不是做出更主动、更周到和更深思熟虑的举动。多动症儿童就像一辆无人驾驶的汽车，左摇右晃地在生活的道路上猛冲，从护栏上跳下，鲁莽地超速行驶，冲破生命的警示灯和停车标志，因为他们不太注意自己在做什么。

在我们的社会里，自我控制和深思熟虑的行动是相当重要的，因为它们促使我们做出最有利于自身长期福祉的行动，同时不太会与他人的行动发生冲突。如果没有自我觉察，孩子就很难进行思考或深思熟虑。这就是为什么遵循本书的原则 6 会有帮助。当你明白为什么孩子不能像其他同龄人那样很好地监控自己的行为时，你就可以养成习惯，给孩子这种滞后的执行功能的发展提供支持。

执行功能 2：抑制还是自我克制

深思熟虑、目标明确的行动也要求孩子抑制不思考就行动的冲动。抑制和自我克制，在环境中发生的事件和孩子对事件的反应之间，创造了一个非常重要的停顿。这种停顿给了孩子思考的时间，这种思考使他主动而不是总是被动地对事件做出反应。在这个狭小的停顿空间里，孩子可以在多种行动方案中进行选择，以提高促成未来发生更好的事情的可能性（获得更大的回报或避免更大的伤害）——所谓未来，指的是 5 分钟后、明天、下周、下个月，甚至几年以后。

在有能力控制冲动的人看来，难以控制冲动的孩子可能会显得粗心大意、漫不经心、不明智，甚至不理智或至少是不成熟的。但当你知道这些孩子问题的根源在于抑制冲动的能力发展滞后时，你就可以在必要时帮助孩子集中注意力，也可以在必要时让孩子不要把全部注意力放在某件事情上。原则 6—8 可以指导你帮助孩子创造必要的停顿，从而做出更好的选择。因为当家长不在家的时候，没有得到良好发展的抑制功能可能会成为一个特殊的问题，而原则 12 针对的就是这种情况，可以用来预见和规避可能出现的问题。

如你所知，多动症儿童不仅会从一项任务"跳到"另一项任务，有时他们还会"过度关注"一些有趣或立即可以获得满足的事情，于是影响了他们本该去做的任务（例如在学校的时候）。因此，多动症孩子可能一觉醒来就开始一直玩电子游戏，而不是为上学做准备，或者像他承诺的一样在周六早上去做家务；又或者，孩子可能会拒绝离开正在举行生日聚会的水上公园，或一直观看激动人心的电视连续剧，迟迟没有开始做作业；又或是在应该为参加足球训练做准备时，不停地刷社交软件，结果迟到了。本书中的原则有助于应对所有的这些情况。原则 6 将帮助你教导孩子承担起自己的责任，让孩子知道什么时候应该控制自己的行为。

执行功能 3：工作记忆

我们的大脑中都有一个类似全球定位系统的装置（网络），可以让我们调取过去的地图（事后总结），用来对某个目标或目的地做思考，然后去追求那个目标（预见）。这种装置被称为工作记忆，就像全球定位系统一样，工作记忆实际上由两部分组成，一部分使用图像（地图），另一部分通过口头方式告诉你如何才能以最有效的方式到达你要去的地方。工作记忆的这两个组成部分相互作用，帮助我们记住应该做什么，并引导我们朝着目标前进。工作记忆保存着信息（图像和指令），我们将使用这些信息来引导自己到达想要去的目的地，同时在过程中监控进度，甚至在途中遇到障碍时建议改换其他途径（解决问题）。

工作记忆不同于信息的长时记忆。基本上，工作记忆是为了做某件事情。多动症患者不一定会忘记信息，他们忘记的是自己在这个时候应该在这个地方做些什么。想象一下，你的女儿走进卧室，准备换衣服去上学。她看到自己的平板电脑放在床上，想起她要给一个朋友发短信，告诉朋友要在学校外面的什么地方和自己会合，于是她就这样做了。然后，她忘了要换衣服，所以 20 分钟后，当她要出门去赶公交车的时候，她仍然穿着睡衣。周围环境中任何让她分心的事件或刺激，比如智能手机或平板电脑，远比她对该做的任务的记忆更能吸引她的注意力。多动症儿童似乎是受周围环境所控制，而不是根据自身的想法或对于他们要做的事情的指示而行动。

这种遗忘的其中一种表现是，多动症儿童不会像其他人一样遵守指令、规则、承诺、指示或责任。当然，这有一部分是他们注意力不集中造成的：当别人告诉他们要做什么时，他们没有听。但在很多情况下，出问题的是工作记忆：他们不能记住自己应该遵守的规则、指示或承诺。规则、指令这一类心理表征，根本不足以像引导其他人一样去引导多动症患者的行为。这就是为什么父母和其他人能够帮助多动症儿童的方式之一，就是让这些规则和指令变得具体和可视化（详见原则 9）。与其他孩子相比，你的孩子需要更多的提醒来告诉他要做什么（和不做什么），提醒的方式应该包括比口头命令更温和的触摸和有形的奖励（详见原则 7）。

儿童和青少年时期的学习行为以及成人后的功能都依赖于人们在头脑中保存多个相关信息，并用工作记忆将各个部分连接起来的能力。因此，这种执行功能的缺陷自然会对孩子的学业成绩和日后的职场表现造成损害。原则 9 是关于如何提高工作记忆的，你会在《如何养育多动症孩子》（第四版）中找到与最新学术证据支持相关的详细信息。

执行功能 4：时间意识和时间管理

患有多动症的儿童和青少年基本上都对时间视而不见。他们似乎无法像他人一样通过感知和利用时间的流逝来控制自己的行为。所以他们不能按时、及时、坚持不懈地完成任务。他们做不到为最后期限做好准备，无法理解做事情要花多长时间，或者需要多长时间才能到达自己要去的地方。更常见的是，他们似乎对未来毫无头绪。因此，他们在行动之前不会考虑未来的后果。思考未来的后果不但需要工作记忆，也需要对时间正在不断流逝的意识和对未来的感知。最后两点代表了事后总结的能力和预见的能力，而多动症儿童和青少年在决定如何行动时似乎很少用到这些能力。

对多动症患者来说，最重要的似乎就是"现在"，所以他们经常迟到，无论是上班、约会、完成有截止日期的任务，还是上课、开会。他们经常不遵守和他人约好的时间，学校的作业交得很晚或根本不交。患有多动症的孩子，尤其是青少年，在最后期限到来时也没有做好准备。你的孩子可能会等到最后一刻，在未来已经到来的时候，再尝试着去做那些早该做的事情。在他意识到已经来不及完成这项工作的时候，他可能会放弃，根本就不去做了。

在下面的图 1 中，你可以看到孩子的未来感是如何随着他的成熟而不断扩展的。但多动症孩子对于时间的感知仍然相对有限，他们无法思考在时间维度上很远的事情。幸运的是，你（和其他人）可以帮助孩子看到时间轴上更远的地方（详见原则 8）。

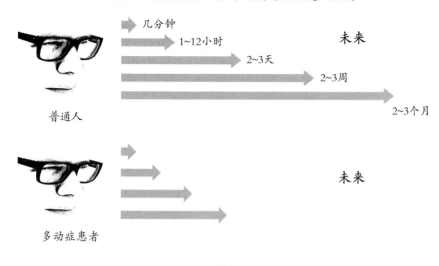

"预见"的发展：对时间的感知逐步形成

图 1

执行功能 5：情绪的自我控制

生活充满了令人沮丧和愤怒的事件，尤其对孩子而言。这些事件能强烈地激起我们的情绪。当这种情绪性事件发生时，多动症儿童可能会快速用他们的原始情绪做出反应，而不是表现出一定程度的情绪克制。他们无法对身处的情形进行深入思考，不会缓和自己强烈的情绪，也不会试图用一种更能让社会接受、从长远来看对他们有利的情绪反应作为替代。相反，多动症儿童和青少年似乎"把自己的情绪写在脸上"，让所有人都能看到他们是什么时候被事件或周围的人激怒了。

如上所述，看到这种行为带来的后果会让人心碎。你知道你的孩子并不是以自我为中心、颐指气使或故意对别人表现出攻击性的。但是，其他人可能不这么认为，他们只会避开你的孩子。他们不知道多动症儿童缺乏必要的工作记忆，导致他们在做出不恰当的行为反应前难以利用自己过去积极经历的图像，以及对于冲动的控制，来说服自己冷静下来。但是现在你知道了，你可以用这本书中的指导原则，在事态恶化时提醒自己，你的孩子患上了一种障碍——孩子不是"不愿意"，而是"不能"。要成功抚养多动症孩子，并让你的家庭成为所有家人的避风港，你必须要建立和维持一种能够提供关怀和支持、同时保持权威（不是独裁！）的思维，而我认为原则 2—4 对此至关重要。

执行功能 6：自我激励

在面对日常琐事、任务或其他无聊的活动时，多动症儿童往往缺乏完成事情的自我激励能力，他们会转而寻求更有趣、更刺激或回报更多的事情。许多多动症儿童都会追求感官体验，追求任何能给他们带来短暂兴奋或娱乐的东西。多动症青少年的驾驶速度远高于其他青少年司机，并且更经常参加极限运动等危险活动（如速度滑雪、跳伞、极限单板滑雪、赛车、开摩托车或参加摩托车比赛等）。他们有时也会过多参与或过度关注耸人听闻的网络电子游戏，甚至沉迷其中。但是，即使是他们一开始感兴趣的事情，随着时间的推移，也可能对他们失去吸引力，而且相比于其他人，这种情况在他们身上会更快出现。他们的生活中充斥着完成了一半的项目，在开始时这些项目似乎很有趣，但很快就对多动症孩子失去了吸引力。

对时间"视而不见"也会影响多动症孩子的动机，至少对长期目标来说是如此。多动症孩子更重视眼前那些小而明显的结果，而不在意生活中能够带来更大、更晚也更重要的收获的事情。因此，他们不会费心维持持久的辛勤工作，以获得未来的回报。如果没有额外的激励，他们通常会选择立即得到满足，而不会选择需要等待才能得到的满足。如果没有额外的支持，多动症儿童会在分享、合作、轮流发言、回报他人的恩惠或履行对他人的承诺方面遇到困难。原则 6 和原则 7 将帮助你应对这类情况，甚至帮助你设计出符合你家庭独特需求的新方法。

能否分享、合作和回报取决于我们的自我约束、自我觉察、预见和延迟满足的能力。多动症孩子缺少这些执行功能，因此，如果只是因为家人、朋友以及同事未来同样可能会帮助自己，多动症孩子根本就没有动力做出利他行为。多动症患者大脑执行系统的缺陷可以帮助我们理解，为什么患有多动症的儿童在家庭、社交场合、学校，以及（当他们日后成长为青少年时）在驾驶、工作甚至经济生活方面会比其他人出现更多问题。原则 2 会帮助你提醒自己，孩子的多动症是一种障碍。

执行职能 7：自我规划、计划和问题解决

因为多动症孩子，特别是青少年，很容易受到周围事件的干扰，更容易感到厌烦，也更难以持续关注自己的计划或应该做的事情，所以他们周围通常乱作一团。他们会把东西扔到最后一次用过的地方，而不是有意识地把它们放回原来的地方，比如把课本和作业放在书包里，把书包放在门边，或者，对青少年来说，把车钥匙放在后门的钩子上。他们经常把脏盘子和食物包装纸放在屋子各处，把钱或智能手机之类的贵重物品放错地方，或者即使能找到充电器也会忘了充电。患有多动症的人无法维持他们的行动以实现目标，结果就是，他们在储物柜、书桌和衣柜里装满了许多未完成的项目。所有这些都让家庭和学校生活变得杂乱无章，但原则 10 可以帮助我们。

与此相关的自我规划问题是，孩子在做计划和解决问题时会遇到困难。要具备做计划和解决问题的能力，孩子需要能够形成多种想法或选择，从而应对当前问题（挡在目标前的障碍）或即将发生的事件。这是一种创造力的表现形式。孩子还需要思考，如何最合理地对我们最终选择用来实现这一目标的步骤进行排序。它是一种心理游戏，来自我们在头脑中分解和重组信息的能力。如果你的思维和生活规划能力很弱，你就很难做到这一点，而多动症儿童和青少年就属于这种情况。

患有多动症的人不能很好地做计划或解决问题。因此，我们常常能够听到他们抱怨自己的生活是一团乱麻，脑子也是一团糨糊，难以有效地将各种信息存储在工作记忆中。我们还听到多动症青少年抱怨，他们不能快速地利用这些信息来制定可能的行动方案，也无法像别人一样绕过障碍、解决问题。这种缺陷将对他们的社交和学习活动产生实质性的不利影响，解决问题的心理能力对于孩子在这些活动中获得成功是至关重要的。同样，原则 9 有助于弥补工作记忆的缺陷，而原则 10 和原则 11 可以帮助你支持孩子有效地做计划和解决问题。

怎么办?

认识到这些执行功能上的缺陷可以帮助你理解为什么多动症是一种严重的障碍。这些多动症背后的执行功能缺陷损害了孩子的独立能力，使他们无法独立于父母和他人，去发展自我控制、自我照顾和自我决策的能力。这些能力对于计划、组织、随时间推移采取行动来实现目标（和完成其他工作），以及为将来做好充分的准备，都是至关重要的。

本书的其余部分阐述了可以帮助你解决问题，或者至少可以帮你应对执行功能缺陷的原则。在每一章中，我都会解释需要解决的基本问题，然后针对这个问题提供具体的解决方案。这些原则不仅告诉你该做什么或如何去做，而且旨在帮助你了解需要做什么来帮助孩子尽可能地实现独立、走向成功，以及这背后的原因，这也是引言部分的内容想要传达的信息。多年来，我一直和多动症孩子及其父母一起工作。在这个过程中我发现，对问题的本质以及问题存在的原因有更深的了解，可以让他们对该做的事情有更深刻的洞察，这远比仅仅让他们被动地拿到一份指导清单有效。一旦你知道了原因（解决方案背后的原则），你就可以创造出新的方法来解决所面临的具体问题。毕竟，你的孩子是独一无二的，你的生活也一样。在我的经验中，能够拥有一些指导原则来让你在许多情况下知道该怎么做，比仅仅遵照一本指导手册行事却不知道为什么要这么做，更能让你成为一名优秀的、有效能感的家长。我希望，并且我相信，这本书将帮助你抚养出一个健康、快乐、成功的孩子，即便你需要面对多动症带来的挑战。（专栏 2）

专栏 2

多动症是一种天赋吗?

多动症有积极的一面吗？有些作家把多动症描绘成一种天赋，并还在持续这样做。他们认为多动症给患者带来了一些其他人不具备的优势（比如创造力）。既然你已经阅读了多动症的神经发育根源、症状以及多动症引起的执行功能问题相关的内容，你可能会觉得，把多动症这种障碍描述成一种天赋有点荒谬。我认为，把多动症描绘成某种优势是错误的。首先，它歪曲了科学发现——在已经发表的成千上万篇关于多动症的学术文章中，没有一篇发现多动症会给患者带来一些特殊的优势、天赋、能力或其他特质。其次，这种观点最大限度地弱化了多动症的严重性，也可能导致人们由于误解而产生虚假的希望。最糟糕的是，这种想法可能会剥夺孩子所需要的帮助，因为"天赋"是不需要治疗的。

如果患上多动症是一件这么好的事情，为什么社会要在学校或大学里为多动症患者提供相应的特殊照顾和服务？为什么这样的"天赋"能够让患有多动症的成年人有资格获得工人补偿或社会保障残疾金？为什么《美国残疾人法案》第 504 节规定，患有多动症的儿童应该得到特殊保护，以确保他们在学校不受歧视？为什么保险公司要为多动症患者支付精神健康专业人士的帮助和治疗相关的费用？现在你可以看到问题在哪里了。多动症不可能既是一种天赋，又是一种严重的障碍。它不可能既值得赞扬，又应该得到社会的关爱和帮助。你的孩子值得被关爱和帮助，你也一样。

注：根据我的书《当你爱的成年人患有多动症》（*When an Adult You Love Has ADHD*；APA LifeTools，Washington, DC，2016）中的类似材料做了改编。

12 Principles

for

Raising

a Child

with ADHD

原则 *1*

利用通往成功的钥匙

所有父母都希望自己的孩子能成长为成功的大人。我们每个人对成功的定义可能略有不同，但我们很可能都希望自己的孩子长大后能够独立、负责、自立并对生活感到满意。问题是，孩子如何能够在患有多动症的情况下走向成功的人生。正如你刚刚在引言中读到的，伴随着多动症而来的是一系列的挑战，有时可能会让孩子未来可能取得成功的前景显得有些暗淡。冲动、注意力不集中、组织管理、情绪控制方面的缺陷以及执行功能缺陷带来的其他影响，会使孩子难以在当前做出正确的选择，也很难规划好未来，无论这里的未来指的是今天晚些时候，还是 10 年以后。你的儿子或女儿要如何应对这些挑战？

> **问题：** 要精确地预测多动症儿童未来的发展是非常困难的——但如果缺失了几个关键因素，孩子就更难以成长为一个成功的大人。

针对多动症儿童长大成人的后续研究表明，在某种程度上，患者更好的发展状况与下列因素有关：

- 更高的智力；
- 接受更多的教育；
- 多动症症状较轻；
- 没有任何其他心理障碍；
- 家庭的社会经济状况较好；
- 双亲俱全的家庭；

- 更友好的社区；
- 在儿童期有更多的朋友。

如果你看了这份清单，认为这些因素可能对所有孩子的成长过程都有帮助，你是对的。尽管这些因素无法准确地预测多动症患者是否能够拥有积极的人生，也不是每个人能否获得成功的关键因素，但它们可能会给你的孩子带来一些好处。在几十年与患者家庭接触的经验中，我发现，有一些父母能够积极地拥护孩子的权益，正视孩子的障碍，知道他们需要额外的支持，并热切地关注孩子身上的优点，这对于孩子的发展而言是一个更重要、更根本的巨大优势。

多动症不是一种天赋。它通常不会带来任何好处、祝福、不寻常的才能或优越的品质。如果不进行治疗，多动症可能导致在患者成年期的预期寿命缩短长达 12 年的时间，因为多动症容易导致保健、饮食、睡眠、运动方面的问题，也可能会导致吸烟和饮酒过量。多动症可能是一种严重的甚至危及生命的疾病，如果不加以控制，患者儿童期的早夭风险会增加一倍，而成年期的早死风险会增加 3 倍以上。然而，多动症的症状也可能与个人的其他才能或天赋，以及高智商、支持性的家庭或社会环境、治疗和特殊资源相互作用，从而促进个人成功。

在成年多动症患者中当然也有成功的例子。不幸的是，他们中的许多人往往只关注生活的一个方面，比如异常成功的职业。这些故事往往忽略了他们在生活其他方面的苦苦挣扎，例如社交、经济、法律、亲密关系和药物使用。另一方面，如果我们仔细观察这些成功的成年人，往往会发现，他们如今之所以能有很好的发展，是因为他们身边有支持他们的亲人，特别是父母。事实上，我相信，家人和朋友所扮演的角色是多动症儿童能否取得成功的关键因素。

奥运会游泳运动员迈克尔·菲尔普斯（Michael Phelps）就是一个值得关注的例子，能够说明这种支持和付出的重要性。他的母亲和两位姐姐一直在帮助他：

- 引导他的能量；

- 关注和发展他的运动天赋；

- 找到可以进一步发展他的运动天赋的当地资源；

- 让他从在学校遇到的困难中解脱出来，为他提供更加个性化的学业辅导；

- 在经济和情感上支持他；

- 让他投入生活，把事情安排好，这样他就几乎没有时间陷入麻烦了。

菲尔普斯的母亲是一位助理校长，她在学校教了几十年书，这无疑对菲尔普斯在学校的表现很有帮助。所以，当菲尔普斯表现不好的时候，母亲就和他一起学习，并让菲尔普斯在学校得到额外的关注，以解决他在注意力集中方面的严重问题。当菲尔普斯因为数学而苦苦挣扎时，母亲为他聘请了一名数学家教，用运动的例子帮助他学习解数学应用题。当他不断打扰其他孩子时，母亲为他在学校争取了一个单独的座位。当他在游泳比赛中表现不好时，母亲会为他制定一些提示策略来帮助他控制情绪，尤其是控制他的脾气。总的来说，菲尔普斯的母亲建议家长与多动症儿童和青少年一起合作，帮助他们克服学习和生活中的困难。

菲尔普斯非常清楚，自己的家庭，尤其是母亲对他的成功有多么重要。他一再公开表示感谢母亲、两位姐姐和教练对他的帮助。多动症患者身边的家人和朋友显然会对他们产生建设性的积极影响，菲尔普斯的例子就说明了这一点。

像菲尔普斯这样的多动症患者还有成千上万人，这些患有多动症的儿童和成人可能（还）没有达到这个级别的成功，但他们同样拥有绽放的人生。

以菲利普为例，他的父母曾经来寻求我的帮助。当时，菲利普正在一个社区教会学校读三年级，并且快要被勒令退学了，因为他长期不能集中精力在学习上，总是在课堂上捣乱，在老师和修女上课时根本坐不住。菲利普的父母没有放弃他，一直努力寻找能做些什么帮助他更好地成长，他们这份辛勤的付出使得菲利普逐渐开始好转。在尝试过多种药物之后，我们认为，考虑到更传统的兴奋剂药物对菲利普产生的副作用，非兴奋类药物择思达（Strattera）对他而言是最好的选择。除此之外，我们还制定了一份与家庭奖励计划相关的每日行为报告卡（你将在本书后面的部分中了解到），以及每周两次的一对一课后辅导，由一位退休的特殊教育教师兼职私人家教。这些干预措施让这个原本聪明的孩子得以从原来的小学毕业，随后进入当地教区的大学预科高中，最后进入奥本大学就读，主修生物学。菲利普现在是一名地区环境保护局的水资源专家，走遍了大西洋中部地区，测试各种湖泊、溪流、水库和其他水资源的环境质量。

珀尔也很幸运，她的父母会尽一切可能帮助她克服学业成绩差的问题，以及她在应该做功课、学习或听老师讲课的时候喜欢和其他青少年交往的倾向。珀尔的父母把她带到我们的多动症诊所，我们给她开了针对多动症的兴奋剂药物，此外，学校为了解决她书写和生活组织能力弱的问题，也为她提供了特殊教育支持和便利措施（accommodations）。她对于这些干预措施反应良好。那时，她只是一个普通学生，但是她完成了高中学业，参加了社区大学的一系列活动策划课程，现在在一家大型活动策划公司的销售分部工作，为该公司组织商务会议。珀尔善于与他人互动，对工作充满热情。她希望旅行成为自己生活的一部分，并且她可以轻松地和每一个她遇到的人交谈。这些优势都让她成了这家公司理想的销售人员。是珀尔的父母让我们看到了珀尔的长处。然而，她自己也将事业上的成功一部分归功于她让公司聘请的行政助理，这位助理做事井井有条，但不善社交，乐于在公司办公隔间工作，负责处理珀尔拿到的销售合同后续所需的文书工作和日程安排。

还有达莱娜，她和大多数多动症儿童一样，功课做得很差。当她无法按自己的意愿行事时，也会扰乱家庭生活，这是经常发生的事。她的父母参加了我们的家长行为管理培训课程，并能够遏止女儿做出违抗行为的倾向。这个家庭没有使用药物，而是选择让女儿在附近的一所小型私立学校就读，这所学校专门招收有学习和注意障碍的儿童，学生与教师的比例比其他学校要小得多。随着年龄的增长，达莱娜对有线电视上播放的犯罪题材电视剧表现出了极大的兴趣，爱上了电视剧里那种聚焦于解决问题的工作。她的父母鼓励她参加一个社区大学的实验室技术医学项目，期间她还在当地一家医院的病理学实验室实习。在那里，她遇到了一些人，他们帮助她发挥自己的才能，让她到市警察实验室工作，做实验室测试以及收集证据所需的一些实地工作来支持警方的调查。

如果没有父母的悉心照料和支持，这些多动症患者能达到今天的成就吗？我对此持怀疑态度。我见过很多这样的例子：当父母为孩子寻求最好的治疗和照顾时，当父母帮助本领域的专业人士发掘并发挥孩子身上的长处时，孩子就能够茁壮成长。对于和我一起工作过的大多数多动症儿童和青少年而言，只要有符合他们需求的治疗方案（包括药物治疗、教育支持、替代教育途径、儿童行为管理方面的家长培训、家庭支持等），以及能够培养他们自身的天赋，他们就能够成长为独立、自立的成年人。他们的故事告诉我们，父母需要持之以恒，并且经常跳出既有思维定式的禁锢。

> **解决方案**：成功的 4 把钥匙。

在仔细观察了亲人（尤其是父母）在多动症儿童生活中的作用后，我们总结出了本书中的 12 项原则。这也帮助我找到了能够帮助多动症儿童获得成功的基础，一共有如下 4 个关键。

🔑 接受专业评估、诊断和治疗。

\+

🔑 识别和强化特殊的天资和才能。

\+

🔑 寻找社区资源，进一步发展优势。

\+

🔑 相信、接纳、支持你的孩子。

第1把钥匙：确保孩子得到专业的评估、诊断和治疗

多动症是可以进行有效治疗的。在这种治疗的帮助下，孩子更有可能在生活中取得成功。确保孩子能够健康发展的第一步是进行全面的专业评估，以便制定适当的治疗方案。无论是使用美国食品药品监督管理局（U.S. Food and Drug Administration，FDA）批准的药物，还是任何其他用来处理多动症的循证治疗方案（从课堂行为管理方法到特殊教育服务和行为取向家长培训项目），都需要以专业评估为基础。最佳的治疗结果通常源自综合的治疗方案，而不是单独的治疗手段。贯彻本书中的原则也有助于你有效地给孩子提供支持，让孩子踏上通往成功的旅途。［关于多动症诊断和治疗、在学校和家中的行为管理和学校的便利措施，更多信息详见《如何养育多动症孩子》（第四版）。行为管理方法的基本原理也贯穿这本书。］

电视明星、艺术家泰·彭宁顿（Ty Pennington）曾经总结过适当治疗的好处，他小时候对破坏和重建事物的嗜好演变成了一个受欢迎的电视节目《极端改造：家庭版》（*Extreme Makeover: Home Edition*）。"现在……我真的能完成任务。我可以完成一个句子，也可以完成任务清单上的项目。有一次我服用了赖氨酸安非他命（Vyvanse）这样的长效药物，然后，砰，就像有人给了我一副眼镜，突然间，我不仅看到了以前看不到的东西，而且看到了我犯下的错误以及该如何纠正它们。"谈及他在艺术学校里取得的成功，彭宁顿补充道："我的成绩从 D 变成了 A。我不是只做一个项目，事实上我完成了 3 个项目，足以看出我多么有才华。"

很多像彭宁顿这样的多动症患者都利用自身的优势和喜好找到了适合自己的职业。但实际上，在所有的案例中，如果患者没有在儿童和青少年时期得到适当的治疗，他们将永远无法取得这样的成就。十几岁的时候，玛丽拉娜就喜欢和全家人一起去跳蚤市场、古玩市场和个人资产拍卖会买东西。几十年前，她就对玩具、书籍和家用器具产生了浓厚的兴趣，事实证明她很有眼光，能够分辨出可以转售获利的有价值的商品。尽管有这样的天赋和很高的智力，玛丽拉娜在学校里仍然很吃力。事实上，她的高智商导致了一部分

问题，因为校方认为她只是一个觉得无聊、爱惹麻烦但有天赋的学生，而不是一个多动症患者，因此在为她提供适当的特殊教育便利措施和帮助方面犹豫不决。经过多次讨论，我和她的父母决定让玛丽拉娜开始尝试使用针对多动症的药物，但更重要的是，父母把她转到了一所专门接收患有学习障碍和多动症的儿童的私立学校。在这所特殊学校里，玛丽拉娜度过了成功的 4 年，后来又到附近的一所小型大学攻读文科学位。现在，玛丽拉娜是一家珍本书经销商的合伙人，这份工作让她得以周游世界，寻找罕见的书籍，并与可能会购买这些书籍的潜在客户会面。这个故事再次展现了，在学校系统对孩子的问题有所怀疑的情况下，父母的坚持如何能让孩子得到他真正需要的帮助。

　　大多数学校都会尽力为学生服务。但对于有的学校而言，多动症会带来很大的挑战，尤其是在资源有限的情况下。莱文所在的学校地处郊区，学校的管理人员和老师认为，莱文在注意力和完成学业方面的问题是由于父母管教不严，而不是神经发育的问题。莱文的父母不知道该去哪里求助。当他们带莱文来我的诊所进行评估时，我诊断出他患有多动症，我们决定一起尝试药物治疗。这种治疗相当成功，但同时莱文也本应从学校提供的便利措施和支持中获益。很快，我们了解到，学校是不会给莱文提供这样的支持和照顾的，因为学校宁愿将其微薄的特殊教育资源用于在智力和身体方面存在明显障碍的学生，而不是有学习或行为问题的学生。显然，莱文在这样的学校系统中要面对重重困难，但是，我鼓励他的家长接受这样一个事实：我们仅有的目标是无论如何都要让孩子能够顺利完成学业，哪怕成绩平平。在父母的悉心支持和药物治疗的推动下，莱文真的完成了学业，目前成功地从事自己热爱的工作。莱文小时候喜欢探索户外，他经常在所住区域的森林、河流、池塘和湖泊附近漫步。户外探索是他最快乐的时光，于是他在一所技术学院修了一门测量课程。在课程中，他不仅数学学得很好，而且非常喜欢这个专业中的区域地形的探索和测绘工作。尽管他高中毕业时的平均成绩只有 C，但他现在已经成了一家小型测量公司的合伙人，并且是一个能够独立生活的成年人。当然，这也要感谢莱文的父母，是他们不断地在与周围有关多动症等障碍的保守、陈旧的观点做斗争。

第 2 把钥匙：确定孩子的天资和才能

正如前面的故事所证明的，对于许多多动症患者来说，成功的关键之一在于发现孩子身上的某项才能或天资，并且他们在这一领域也要表现出强烈兴趣。因为执行技能方面的缺陷常常会对更加大众的职业道路造成阻碍，所以这通常是一个非传统或不寻常的职业追求。因此，父母需要敏锐地了解自己孩子身上的独特之处。

体育运动就是一个非常好的例子（尽管不是唯一的例子），正如我们从菲尔普斯身上所看到的。菲尔普斯似乎具备一些运动天赋，但同时多动症患者在体育或运动上的表现可能要比其他学科上的表现更优秀（受伤更少）。这在心理学上被称为"利基选择（niche picking）"，我们所有人都会这么做。随着时间的推移，我们会基于自身的优势、劣势和兴趣，知道自己在哪个领域可能会成功，在哪个领域可能会失败。因此，我们会不断地选择那些自己似乎做得不错或者很好的事情，同时回避那些我们没有天赋、没有成功经历或者甚至有过失败经验的"赛道"。

涉及体育锻炼的活动对多动症儿童有双重好处，因为保持锻炼有助于他们控制和减轻症状，并且能够遏制他们罹患肥胖症的高风险。这也许就是为什么会有这么多患有多动症的成功运动员（详见下面的专栏 3）。

专栏 3

患有多动症的成功运动员（部分）

- 高尔夫球手布巴·沃森（Bubba Watson）和已故的佩恩·斯图尔特（Payne Stewart）
- 体操运动员路易斯·史密斯（Louis Smith）和西蒙·比尔斯（Simone Biles）
- 柔道选手阿什利·麦肯齐（Ashley McKenzie）

- 足球明星和评论员特里·布拉德肖（Terry Bradshaw）
- 足球运动员安德烈·布朗（Andre Brown）和弗吉尔·格林（Virgil Green）
- 棒球明星沙恩·维多利亚诺（Shane Victorino）、安德烈斯·托里斯（Andrés Torres）和皮特·罗斯（Pete Rose）
- 田径明星贾斯廷·加特林（Justin Gatlin）
- 曲棍球运动员卡米·格拉纳托（Cammi Granato）
- 竞技划船运动员亚当·克里克（Adam Kreek）
- 职业篮球运动员迈克尔·乔丹（Michael Jordan）和克里斯·卡曼（Chris Kaman）
- 奥林匹克十项全能运动员布鲁斯·詹纳［Bruce Caitlyn；现改名为凯特琳·詹纳（Jenner Caitlyn）］
- 自行车手和环法自行车赛冠军格雷格·莱蒙德（Greg LeMond）
- 职业摔跤手马特·摩根（Matt Morgan）

利基选择

关于你的孩子身上有哪些优势，你可能已经有了一些想法。但这里有一系列问题需要你考虑，以便确定哪些"赛道"能够让孩子取得成功。

- 孩子的长处是什么？
- 孩子天生对什么感兴趣？
- 除了任何学业上的才能之外，你的孩子是否擅长……
  - 音乐
  - 视觉艺术
  - 表演艺术
  - 摄影或摄像
  - 技术

- 机械
- 烹饪
- 户外娱乐活动
- 体育运动
- 任何形式的商业交易
- 销售或说服
- 创业或自由职业

父母经常惊讶地发现，孩子身上有一种未知的才能，而他们可以将这种才能转化为真正的优势。所以，对于孩子独特的天赋要保持开放的心态，虽然你可能认为这些天赋不可能带来职业上的成功。但请记住，这里所说的天赋指的不一定是那些可以让孩子成为优秀运动员、杰出的表演者或商业大亨的特点，它是任何可以正面引导孩子精力的小兴趣或才能。找到孩子的兴趣或天赋，然后用下一把成功的钥匙来让它绽放。

例如，在我多年的临床实践中，我遇到过以下案例。

- 一个帮其他孩子修遥控汽车电动马达的男孩，后来上了技校，学习如何成为一名电工，随后开办了自己的一家小型机器维修企业。
- 一个喜欢摄影的女孩先用数码相机，然后用智能手机拍照。她对照片的细节、角度和主题都独具眼光，在当地和地区的摄影比赛中获得了奖项，尽管她在学校的成绩几乎不及格。她最终毕业了，虽然毕业时间比同龄人晚了一年，但现在她有自己的摄影业务，专门在美国和欧洲各地的婚礼上拍摄照片和视频。
- 一个男孩，他给卧室的电灯开关重新布线，这样开关不仅能打开电灯，还能打开音乐播放器、房间里挂着的一串红辣椒电灯以及电视机。他后来读了工程学院，在当地的电力公司找到了一份好工作。
- 一个经常在家附近进行户外探险的男孩会寻找各种昆虫和它们的巢穴，后来他获得了环境科学学位，现在在当地一家灭虫公司做合伙人。

- 一个涂鸦画得非常逼真的女孩，老师鼓励她学习艺术，现在她在美国一个南方城市的艺术区开了自己的工作室。

- 一个患有多动症和阅读障碍的男孩高中辍学，他先在一艘渔船上当助手，在业余时间里画了一些有关鱼、船和工人的水彩画。这些画吸引了一位渔业杂志编辑的注意，编辑把这些画用在了杂志封面上。从此，他开始了海边小镇自然艺术家的职业生涯，并收获了成功。

- 一个从小嗓音就非常甜美成熟的女孩，她的父母为她聘请了一个当地的声乐教练，让小时候的她在当地的餐馆唱歌。后来她在一所小型艺术学院主修声乐，现在她在洛杉矶的一家录音棚做伴唱歌手。

- 一个女孩小时候痴迷且擅长各种体育运动，但对上学没什么兴趣，后来她在美国中西部一所小型大学主修体育，现在在一所高中当体育老师。

- 一个十几岁时喜欢烹饪多于做家庭作业的女孩，后来接受了烹饪艺术方面的培训，现在她有一个成功的烹饪网站和博客，她在那里发布了自己的食谱（大部分是原创的），并将这些食谱编写成了成功的小众烹饪书。

- 一个和同龄人相比体格很大的男孩，在十几岁时碰巧有人邀请他去打橄榄球。他爱上了这项运动，现在执教一支正在英国巡回参赛的男子橄榄球队。

- 一个在自家后院用附近发现的废木料和金属进行搭建的男孩，在一所技术学院接受了木工和焊接培训。现在他拥有一家小企业，为希望在自己位于美国西部山区的土地上拥有第二套住房的人，建造微型房屋和改造船运集装箱。

- 一个热爱录制音乐的女孩，逐渐着迷于如何将乐器和人声结合起来创作她最喜欢的歌曲。在十几岁时，她成了一家音响制作租赁公司的学徒，该公司随后雇用她为在得克萨斯大学城表演的各类著名音乐家安装设备。

这样的例子不胜枚举。很多多动症儿童都具备非传统的才能和兴趣，他们的父母帮助他们提升和扩展这些才能，因此他们最终得以从事有价值的职业。你的孩子是否有一些可以培养的才能或兴趣？下面的专栏 4 列出了一些名人的个人成就，你的孩子或许会受到启发。

专栏 4

患有多动症的其他名人

每个克服多动症而获得成功的孩子都是明星，但你的孩子（和你）可能会受到下面这些名字的启发，让我们来了解一下有多少名人患有多动症：厨师杰米·奥利弗（Jamie Oliver）、舞蹈家卡琳娜·斯米诺夫（Karina Smirnoff；《与明星共舞》栏目）、演员威尔·史密斯（Will Smith）、喜剧演员 / 演员 / 艺术家金·凯瑞（Jim Carrey）、社交名流 / 继承人 / 真人秀明星帕丽斯·希尔顿（Paris Hilton）、演员克里斯托弗·奈特（Christopher Knight；电影《脱线家族》）、电视和电台主持人兼评论员格伦·贝克（Glenn Beck）、喜剧演员 / 电视主持人豪伊·曼德尔（Howie Mandel）、政治顾问兼评论员詹姆斯·卡维尔（James Carville）、电视明星米歇尔·罗德里格兹（Michelle Rodriguez；电视剧《迷失》）、演员 / 导演 / 作家瑞安·戈斯林（Ryan Gosling）、演员伍迪·哈里森（Woody Harrelson）、演员玛丽特·哈特利（Mariette Hartley）、歌手 / 表演者布兰妮·斯皮尔斯（Britney Spear）、歌手 / 制片人威尔·艾姆（will.i.am）和歌手索兰奇·诺尔斯（Solange Knowles；也是碧昂丝的妹妹）。

第 3 把钥匙：寻找有助于培养孩子才能的地区资源

无论你的孩子对某一特定领域兴趣的背后是有真正的天赋，还是单纯对某项活动有热情，成功需要的往往不仅是家长的支持。仅仅擅长或感兴趣是不够的，还需要通过练习、专家指导和更多的练习来促进发展孩子的才能。幸运的是，你可以通过很多方法去找到和利用各种资源，为你的孩子提供更多的成功机会，进一步提高孩子的天资和才能。请开始在你所在的社区，甚至更远的地方寻找有助于培养孩子天赋的资源。

- 俱乐部：大多数社区都有童子军和兴趣培养俱乐部。
- 导师：询问你孩子所在学校的辅导员，或向孩子感兴趣领域的专家请教。
- 教练：学校、健身房、少年棒球联盟等场所都可以找到教练，如果孩子对体育感兴趣，可以请教练来指导孩子。
- 家教：学校可以提供家教，也可以推荐私人家教，大多数社区都有提供家教的付费机构和志愿组织。
- 提供课程的门店：从编织课程到浮潜课程，应有尽有。
- 体育设施：可以考虑不同机构和场所，如美国基督教青年会、美国男孩女孩俱乐部和公园里的体育设施。
- 艺术委员会：大多数社区都有。
- 职业技术高中和大学。
- 在当地企业实习。

请不要犹豫，尽可能多地为孩子提供帮助，让他们在学校有更出色的表现吧。虽然我淡化了某一具体领域的天资，因为这并不普遍适用于大部分多动症儿童，但有些孩子身上确实具备某种才能。（还记得前文里提到的莱文吗？当他在技术学校学习时，他在数学方面的表现比在学校数学课上的表现更好。）在这种情况下，我们就需要找到其他一些非传统的路径来帮助多动症儿童获得成功。

第 4 把钥匙：成为孩子的安全网、无条件的拥护者和支持系统

说起来容易，做起来难？还是觉得这只是一个狂妄的宣言，因为这当然

是你努力为孩子扮演的角色？读到"第 4 把钥匙"，这两种反应你可能都会有。我们都想为孩子做到最好，但我们都会有做不到的时候，特别是因为孩子的多动症给我们带来了那么多的挑战，我们面对的挑战比其他父母可能要大得多。然而，我在这里强调这一点是因为，有时朋友、亲人、教育者，甚至专业人士都会建议我们要违背父母本能，在面对患有多动症的青少年或年轻人时采取一种"严厉的爱"的方式。这种方式建议父母把孩子赶出家门，或者抛弃他们，好像这样做孩子就能清醒过来，面对现实，然后表现得像其他正常的同龄人一样。但是，在面对患有多动症等神经发育障碍的青少年时，这是一个失败的策略。造成多动症孩子自我调节困难的是神经发育上的缺陷，而对孩子强硬并不能改变这种神经系统的缺陷。在内心深处，你也知道，仅仅因为孩子有特殊需求、他们的行为和一般同龄人不一样就抛弃他们是错误的。请放心，本书的最大目的就是帮助你在日复一日的生活中扮演好父母的角色，用本书中的 12 项原则来指导你的育儿之路。

我知道这一点有多重要，因为从我所认识的多动症儿童来看，几乎在每一个取得了成功的案例中（其中很多人直至成年都和我保持着联系），孩子健康适应和取得成功的关键在于至少有一个从未放弃过他们的父亲（母亲）或其他亲人。这个人总是站在不远处，从不放弃对孩子的信任，因为他们接受孩子是他或她自己，而不是别人期待的样子。有时，多动症儿童只需要有人和他们站在一边，而不仅仅是站在传统、服从、权威、正义或礼仪的一边。这个人也应该对非传统和非常规的成功之路持开放态度。毫无疑问，你已经是这样的人了。这本书的目的是帮助你保持这个角色。

根据我的经验，扮演这个角色的父母（或其他亲属和照料者）能够为孩子提供一个支持系统，这里指的不仅是经济上的支持，更重要的是他们与孩子之间建立的情感支持系统或"银行账户"。父母可以在其中"存款"，这些"存款"代表着喜爱、认可、尊重、鼓励以及其他爱和支持的标志［这里借用《高效能人士的七个习惯》（ *7 Habits of Highly Effective People* ）一书作者史蒂芬·柯维（Stephen Covey）的话来表达］。引用一位离婚律师的话，他认为婚姻的成败取决于一点：爱是动词！你必须经常付出行动，这样你心里才会有爱，才会从别人那里得到爱。日复一日的善意累加起来才能创造密切而牢固的关系。每天把钱存入孩子的情感账户，日久天长，你就有了足够的"积蓄"，可以帮助维持你与孩子的关系。有了这些积蓄，在你不得不取款时（给出建设性的批评等），你的孩子就更有可能会遵从。

12 Principles

for

Raising

a Child

with ADHD

原则 *2*

记住这是一种障碍

与"利用通往成功的钥匙"（原则 1）一样重要的是，你要提醒自己，孩子面对的是一种真实存在的障碍。了解这一点会给你带来同情、接纳和宽恕，从而让你更好地为孩子提供积极、切实和情感上的支持。这还能帮助你调整自己的期望，从而减少家庭冲突，使你能够帮助孩子实现最大的潜力。

> **问题**：你的孩子看起来和其他孩子一样典型或正常，所以很容易忘记孩子身上存在真实的障碍或缺陷。

在我过去几十年与多动症相关的临床实践和研究中，帮助多动症患者的最大障碍之一是，患者周围的人，包括家长和老师，并不认为多动症是一种真正的疾病。他们认为多动症是一种行为问题，是孩子选择这样做，或者是由父母教养不当而造成的。无论是其中哪一种原因，多动症都被视为一种习得的行为，可能是孩子出于自愿，用这种方式来引起他人注意或逃避责任。因此，多动症不值得任何同情，事实上，孩子可能还应该受到惩罚。人们会为唐氏综合征或脑瘫等"真正的"缺陷，以及诸如智力障碍、精神病或自闭症等严重精神障碍患者提供便利措施、保护、政府津贴、特殊教育服务或其他服务，但似乎对待多动症患者就没有理由这么做。等待多动症患者的或许是严厉的道德批判和制裁，但不会是关爱和帮助的愿望。

我们可以理解为什么公众会对多动症持有这样的观点：正如我在前面提到的，多动症这个名字本身就把疾病的严重程度淡化了。此外，这种障碍会改变患者的行为，患者外显的症状就是行为问题，而行为问题在很长一段时间内都被归因于不良的抚养或教育方式，或者来自社区的不良影响。最后，多动症并没有明显的生理症状，而生理症状可以提醒他人——这个孩子身上存在某种障碍或缺陷。患有多动症的儿童或青少年从外表上看起来和其他同龄人一样正常。在很多事情上，多动症儿童和青少年可以做得与同龄人一样好，加上他们看起来也没有任何异常，导致别人会认为他们身上不存在生理或神经方面的问题。

> **解决方案**：保持障碍视角。

我在 20 世纪 70 年代开始了自己在儿童临床神经心理学领域的职业生涯，和患有发育障碍和神经障碍的儿童一起工作。在职业生涯刚开始时，我读了利奥·布斯卡利亚（Leo Buscaglia）博士的著作。无论是他整体上展现出的那种鼓舞人心的、对生活的看法，还是他对于残障的态度，都能给人带来很多启发。布斯卡利亚博士的书《残障儿童和他们的父母》（*The Disabled and Their Parents*）给养育残疾儿童的父母提供了明智的建议。在这本书出版后的 45 年里，我从书中学到了很多东西，其中之一就是思维的重要性，即改变思维如何能够帮助我们用一种更有益和更人道的方式来理解和帮助残疾人。他的主要观点是：我们要承认孩子身患疾病，但要以有尊严的方式对待他们；不仅要关爱残疾儿童，还要关爱他们的父母；接受孩子的缺陷是他作为一个独特整体中的一部分这个事实。从那时起，我就一直在向患者家长传授上述原则。

我们不能控制生活中发生在我们身上的每件事，但肯定能控制自己对待事情的态度。正如我们所知，面对逆境，态度是最重要的。这也是佛教心理学中最有见地，甚至最具治愈性的理念之一。生活中有苦难，但我们应对苦难的方式可能会带来更多的问题。我们对事件的态度或解读将决定我们的感受和反应，而这些感受和反应往往反映着我们想要、渴望或执着于某些与实际发生的事情所不同的东西。接受现实常常可以让我们从额外的痛苦中解脱。认知行为疗法也提出了同样的观点。我们想要的、认为我们应该拥有或得到的与实际情况之间的差异，是我们痛苦、抑郁、哀伤、愤怒或焦虑的原因。我们对事件的解读，而不是实际事件本身，才是我们不快乐的根源。

事实上，多动症儿童可以表现得像普通儿童一样，这种外在表象与儿童所患障碍的内在本质之间存在着强烈冲突。这种冲突会让你在为人父母的过程中失去理智，忘记孩子的行为举止无法像其他同龄人一样。你看着儿子走出房间，在身后留下一个烂摊子，然后在这个特定的时刻，你注意到，在外表上他多么像他的兄弟姐妹，在举止上他多么像他的朋友。但是整体来看，他的表现和其他人却是不一样的。这太容易引发父母的挫败感了。在这种情绪反应下，责备或批评只有一步之遥。

这是一种很自然的反应。在这样的时刻，我们的部分反应源于内心的哀伤——我们很悲伤，因为我们深爱的孩子要面对这样的挑战，而我们也一样。不幸的是，人类有时会拒绝悲伤，转向愤怒和责备。因此，这些时刻可以成为一个重要的岔路口：当我们秉持一种关注障碍的心态，我们就能够表达关爱，而不是责备（当我们这样做时，也要给自己一点同情心）。这条岔路很可能会带我们找到一些既能帮助孩子，也能帮助我们的战略性解决方案（然而，不要过分专注于"解决问题"，如果我们开始尝试重新塑造孩子，那么会适得其反，最终回到那个不接受孩子原本的模样的老地方。参见原则 3）。

正如引言所解释的，多动症是一种真实存在的神经发育性精神障碍，患者需要外部的支持和便利措施。多动症不仅仅是一个注意力问题，同时还是一种执行功能和自我调节的发展障碍。更恰当的名字应该是执行功能发展障碍。当你每天面对孩子的问题时，要看到这些问题是如何形成的，这会让你更容易记住，孩子的确对这种疾病无能为力——尽管他可以在外部的帮助下变得越来越好。

然而，请记住，多动症儿童最不需要或最不想要的就是同情或怜悯。多动症儿童想要的是理解，他们希望你知道并接受这样一个事实——他们可能在一些重要的能力或才能上与你和一般同龄人不同。希望你的理解和接纳可以自然发展为一种关爱。但更重要的是，这种理解和接纳应该让你有意愿承担起自己的职责，为孩子寻求便利措施（参见下面的专栏 5）和治疗的机会，以减少他们在某些环境和情况中（比如学校，甚至在家里）受到的伤害。

专栏 5

定义术语

我们在这里讨论了很多术语，让我明确一下它们的含义。

障碍：正如我在本书前面提到的，所有人都具备一些特定的精神能力，而精神障碍指的是其中一种或一系列精神能力受损或功能失调。它会导致生命活动的主要领域出现严重的功能失调。当这种功能失调达到某种程度，开始出现不良后果，我们就会认为这个个体受到了这种障碍的损害。

症状：障碍的症状是该障碍在个体认知和行为层面的表现。

损害：损害是由于这些症状所导致的功能失调而产生的不良后果。

缺陷或残障：在工作、教育、行动或自理等特定活动领域的功能受损，因此导致的伤害或不良后果称为缺陷或残障。请注意，缺陷或残障是由个人能力受限（障碍）和特定环境需求之间的相互影响造成的。特定环境需求涉及生活中重要的活动，比如工作。仅仅是改变外部环境，个体身上由某种障碍而导致的残障就可能有所缓解。如果改变了环境，即针对患者采取了便利措施，那么在特定的情况下，障碍对患者的损害可能就会降低，甚至不再影响患者。例如，在建筑物的入口设置坡道并不能消除个体的生理障碍，这种障碍阻碍了她的行动能力，并将她限制在轮椅上。但设置坡道确实能够减少这种情境中由缺陷或残障带来的影响——个体得以进入过去无法进入的建筑。在这种情境下，她仍然患有某种障碍，但不再受缺陷或残障的影响。

在我看来，这种态度上的改变或心理上的重构是为多动症儿童或青少年制订治疗方案的关键。除非父母、老师和其他人接受多动症是一种真正的障碍，明白孩子需要关爱、照顾和其他形式的治疗，否则孩子的情况不可能发生有益的改变。一个人要想了解儿童或青少年所患的多动症，必须要产生这样的改变，这也是最重要和最根本的改变。

作为一个选择翻开本书的家长，你已经知道你的孩子患有一种疾病，这是你读这本书的原因。然而，面对那些和孩子一起最具挑战性的时刻，你很容易会忘记这一点。一般来说，这本书有助于你：

- 更新自己对于多动症的理解，认识到多动症是一种障碍，并因此——更加关爱孩子；
- 再次全心全意地为孩子争取他可能需要的便利措施和治疗，以便——减少多动症给孩子造成的损害。

我知道这是一个相当宽泛的指导方案，请继续阅读本书以了解更多细节。

> **问题**：孩子的神经发育滞后于没有多动症的孩子。

几十年前，在我从事多动症的临床工作和研究大约 10 年的时候，我想尝试确定多动症儿童在执行能力和自我控制方面的发育滞后程度。那时候，我已经了解多动症是一种自我调节上的发展性精神障碍，而且长期以来，人们认为多动症会带来注意力、抑制和管理活动水平方面的发展滞后。因此，我查阅了许多对于不同年龄段儿童的不同研究，包括我自己的研究，并计算了与对照组的健康儿童相比，多动症儿童在不同测量指标上的缺陷程度。

30% 法则

正如我在引言中提到的，脑部扫描显示多动症儿童和青少年在执行大脑发育方面平均滞后于其他人数年的时间。我数年前的研究以及他人的研究文献表明，多动症儿童的执行功能缺陷范围是普通儿童在研究任务中所能完成的 22%~41%，平均约为 31%。这只是临床上初步了解到的多动症儿童在执行功能和自我控制方面的平均滞后程度，但由此产生了一个非常有用的信息：相较于同龄的普通健康儿童，多动症儿童的发展似乎平均滞后 30% 左右。

对于理解和支持多动症儿童来说，30% 法则意味着什么？

1. 我们不能期望多动症儿童在 7 种执行能力和自我控制方面与普通儿童处于同一水平。他们在日常中确实无法做到和他人一样。

2. 多动症儿童与他人之间有大量冲突是源自父母、教师和其他成年人对他们的不恰当期望。冲突之所以发生，是因为在他人对孩子的要求和孩子实际能够做到的水平之间存在鸿沟。所以，与其去思考或者问孩子："你为什么不能像其他孩子一样？"不如去思考或者对孩子说："我能做些什么来帮助你，让你和其他人一样能够完成自己要做的事情？"

> **解决方案**：根据孩子的执行年龄来调整你的预期。

简单来说，你需要降低对孩子行为调节能力的期望，然后想想你能做些什么帮助孩子在执行功能有缺陷的情况下取得成功。这个解决方案不仅会让你有思想准备，在看到孩子无法做其他同龄人能做的事时对她有更多的关怀，而且会给你带来重要的实用策略。

如果我们将多动症儿童的实际年龄（chronological age，CA）减少 30%，我们就可以大致了解儿童在执行功能方面的心理发展水平——我称之为儿童执行年龄（executive age，EA）。因此，儿童的执行年龄＝实际年龄 × 70%。这并不是高深莫测的科学，不要求非常精确，只是提供一个粗略的想法，让你能够知道孩子可能做到哪些事情。这意味着处于平均水平的 10 岁多动症儿童的自我控制能力可能更像普通的 7 岁儿童。而且，在自我觉察、冲动控制、注意力集中时间、工作记忆、情绪控制、自我激励、时间管理和自我管

理 / 问题解决方面，这也是我们对多动症孩子的日常表现可以抱有的期望。你的孩子可以做这些事情，只是达不到其他孩子的水平而已。

举个例子：你的孩子 10 岁，上四年级，老师给他布置了四年级学生正常的作业量（比如需要 40 分钟完成）。根据 30% 法则，这个要求合理吗？不合理，甚至离合理还差得远。作业量，还有我们期待孩子能够独立完成这些作业的程度，应该和我们对 7 岁孩子的期望一样：5~10 分钟。对此，你能做些什么？首先，让老师减少给孩子布置的作业量。这是有帮助的，但这会产生一个新的问题。如果这种调整持续一段时间，孩子在学业知识和技能方面可能会落后于其他人。由于她没有像其他人一样做那么多的练习题，所以她可能不会像其他人一样熟悉那些任务或概念。另一种方法是，将任务拆分成更小的量，使其更适合执行年龄为 7 岁的孩子。给孩子 5 分钟的任务量，然后让她休息一两分钟，再给她 5 分钟的任务量，然后再休息一会儿，以此类推，直到孩子完成所有的任务。这样做的总时长会超过另一个孩子花的时间吗？会，但不会超过孩子自己单独完成任务的时间（反正她自己也不会完成）。至少孩子完成了任务，而且，相比于仅仅让她做作业（就像你可能会对普通 10 岁孩子做的一样），这个方法会让你少面对很多压力、冲突和悲伤。

关于从执行年龄的角度思考是如何改变家长期望的，我再举一个例子：你的儿子患有多动症，他已经 16 岁了，这意味着在美国他或许可以拿驾照了。他应该这样做吗？不应该！他不适合独立驾驶。为什么？30% 法则会告诉你为什么。你刚刚把一辆车给了一个自控能力和 11 岁小孩差不多的人。天啊！你当时在想什么？

这个孩子甚至可能需要推迟申请驾照。如果他真的申请了，那么他需要在成人的监督下练习，在学员级别停留更长时间。然后，如果白天他在你的监督下能够驾驶得很好，那么你可以允许他晚上在你的监督下开车。最终，他可以独自驾驶。如果他能够独立把车开好，那么或许他可以邀请一位朋友来坐他的车。请注意，你只允许他处理力所能及的事情。如果你发现他无法独立完成下一个级别的任务，那么你就要收回权限，回到上一个级别：独立性更低，家长监督更多。

与这个问题相关的是青少年容易分心、冲动控制能力弱的问题。在此前提下，在他开车的时候，是否应该允许他在车里放一部手机？不应该，至少不能让他在缺乏一定约束的条件下这样做。你不能直接告诉他不要用手机。我们知道，考虑到孩子执行年龄较小，一旦他有机会单独驾驶，他根本不会遵守你提出的要求。你必须确保孩子开车时无法使用手机。怎么确保呢？你可以在孩子的手机里下载一个应用程序，让他在汽车行驶时无法使用手机。或者，你可以在车里安装一个不太贵的小设备（通常是接在仪表板上的某个智能端口），当汽车启动时，它会屏蔽所有的手机信号。再次强调，这里的重点不是提供针对孩子开车的具体建议，而是让你了解孩子的执行年龄远低于他的实际年龄，并相应地调整你对他的期望和便利措施。

你几乎可以把 30% 法则应用到你对孩子的每一个重要要求上，尤其是当孩子有了新的独立机会的时候（约会、开车、兼职、理财、上大学等）。面对一个在自控能力上的年龄要比实际年龄小 30% 的孩子，你需要在这些活动中做些什么样的改变？这还会迫使你思考，你这个时候是否应该让孩子做这些事情。最重要的不是数字（30%）或它在科学上有多精确（它并不精确），而是一个简单而深刻的事实：患有多动症的儿童在自我控制和执行功能的发展上是严重滞后的。现在，记住这个事实，用它来降低你的期望值，就像你的孩子在日常活动中处于一个比他实际年龄要低的发展水平（执行年龄）上。

问题：孩子患有的障碍让你沮丧。

对于这个问题，我不需要再展开了，因为你就活在其中。所以，当你精疲力尽、耐心耗竭时，你很容易会想："我知道你有缺陷，大部分时候我能处理好发生的事情，但这件事……这件事实在是太过分了。我知道你可以做得更好！"当耐心耗尽时，你很难再对孩子付出关爱。所以，让我们试试另一种方法。

解决方案：练习宽恕。

我将在本书的结论中向你展示要怎么使用这个解决方案。在结论部分，我会把所有的原则整合在一起，帮助你在养育多动症孩子时使用它们。读到这里，我希望你能够理解：当孩子的不良行为似乎日益严重的时候，或者当孩子的症状导致的后果比平时更糟糕的时候，宽恕不失为一种好的应对方案。有时候，最好的做法就是宽恕你所爱的孩子，然后让这件事过去。不论如何，这并不是孩子的错。这条建议将贯穿本书后面的原则之中。

当你充分理解孩子患的是一种障碍，带着接纳和关怀，运用30%法则的战术优势，并在最困难的时刻给予孩子宽恕，你将能够：

- 减少亲子关系中的冲突；
- 更可能为孩子提供他需要的便利措施，让孩子接受最恰当的治疗；
- 更有意愿为孩子争取适当的医疗、教育和心理服务；
- 更可能为促进孩子的发展、提升孩子的适应功能和总体福祉做出努力。

因此，这一章的内容虽短，但请你不要误会——从缺陷或障碍的角度看待多动症是本书最重要的原则之一。

原则 *3*

做牧羊人，而不是工程师

读完原则 1 和原则 2，你就已经对原则 3 的内涵有所了解了：作为父母，我们是守护孩子的牧羊人，保证他们的安全，促进他们的健康，帮助他们扬长避短，最大限度地实现自身的潜力。原则 1 中成功的关键在于无条件地陪伴在孩子身边，为他们在社区中寻求最好的支持资源，而原则 2 的主题是怀着关爱之心接受现实。我希望所有为人父母的读者都能有这种共识。

> **问题**：父母是工程师或建筑师。

现在，我们几乎在所有地方都能看到大量关于如何抚养孩子的建议。就在刚才，我在上网搜索了有关"抚养孩子"的图书，网页上立刻弹出 8 万多条搜索结果。这些书的观点肯定各不相同，这会让家长倍感无力。甚至有一本书叫《傻瓜也能看懂的育儿指南》（*Raising Children for Dummies*），好像你可以像学习操作计算机或修理汽车一样学会熟练地塑造一个孩子。如果在养孩子方面，能有一个类似消费者报告（ConsumerReports）或埃德蒙兹汽车网（Edmunds）的网站就好了，这样我们可以像买车一样输入想要的品牌、型号、款式和偏好。我们只需要说出自己所有的需求，网站就会告诉我们要去哪里购买、如何购买以及要付多少钱。我们甚至可以根据平均结果得到我们所在社区对于商品的评价和反馈。

综上所述，你可能会认为父母在如何抚养孩子的问题上基本是无知的，父母对如何把孩子培养成健康、适应良好、对生活感到满意的成年人缺乏本能。然而，在 19 世纪和 20 世纪（当时出现了一个全新的专家群体，他们提出了关于如何抚养孩子的建议，并为此写了很多文章和书籍）之前，很多孩子都存活了下来，并且茁壮成长。整个育儿行业的出现也意味着，在某个地方一定有一个我们可以信赖的蓝图，只要我们能够找到那个最好的方案。最后，我们自然会得出这样的结论：这些指导手册的存在一定意味着孩子在出生时就是一块白板，而作为父母的我们拥有不可思议的能力，可以去设计孩子的模样。我们可以决定孩子将来会成为什么样的人，他们会有什么样的人格，现在和将来会有多聪明，他们成年后会有多成功、多有成就以及多么幸福。所有这些都会让我们相信，我们一开始是新手父母，但实际上我们可以成为塑造孩子的熟练建筑师和工程师。

我们能"设计"我们的孩子吗？

我们是怎么走到这里的？毫无疑问，有许多股力量结合在一起，让我们相信我们能够（也应该）成为近乎完美的父母，并最终帮助孩子做到最好，成为模范成年人。随着人类 20 世纪在技术、科学和信息传递方面取得的许多惊人进步，我们自然而然地开始相信自己的创新和解决问题的能力。我们还看到育儿建议像时尚潮流一样来了又走，而且由于我们为孩子倾尽心力，因此也在努力采纳最前沿的专家建议。我们努力学习如何促进孩子的健康成长和发展，尽我们所能成为最好的父母，这都是好事。问题是，在这个过程中，我们很多人都忘记了如何相信自己的直觉，如何依靠自己对孩子最密切的了解，于是开始坚信，只要我们能找到最权威的专家，就有可能打造出一个更优秀的孩子。我们还坚信，如果做不到这些，如果我们的孩子表现不好、不成功、不快乐，那么这都是我们的错。

从生物学、进化论、遗传学以及地球上整个人类历史的角度来看，以上种种在很大程度上都是彻头彻尾的谬论。当然，养育方式是重要的，非常重要，但它对孩子的影响或许和你想象的不同。作为家长，我们自然是无法重新设计我们的孩子的，也不应该为自己在这些设计努力上的失败而感到内疚。但如今我们身负着要成为完美父母的种种压力，要摆脱这种繁重无趣的工作是艰难的。如果你经历过下面的专栏 6 中的任何一项，你可能已经被困在了那种繁重无趣的工作中，你现在或许会希望通过改变思维方式来打破这种状态。

专栏 6

你需要育儿技能检测吗？

　　我们许多人都抱有不切实际的期望，想要通过成为好父母来给孩子提供很多东西——当结果无法如愿时，我们会感到失望和内疚。如果你经历过以下任何一种情况，你就可以从原则 3 中获益。

- 你是否对各种育儿建议感到不知所措？因此感到麻木？在遇到相互矛盾的育儿建议时，感到很困惑？
- 你是否因为育儿专家所说或所写的话，而害怕对孩子做某些事或不做某些事？
- 你是否认为你与孩子的每一次互动都会产生持久的影响？你是否认为你在抚养孩子方面采取的方法至关重要？
- 你在育儿方面的胜任感是否很低或很脆弱，以至当你和孩子在公共场合时，你会害怕别人批评你的育儿能力？
- 你是否认为孩子的全部命运都掌握在你的手中？这是否让你成了一台 24 小时不停歇的育儿机器？
- 你是否发现自己总在孩子周围打转，因为你希望管理他所想、所说、所做的一切？
- 你是否试图防止孩子经历任何压力、挫折或失败，因为担心这会扭曲她的思想、人格或行为？
- 你是否为了养育孩子而牺牲了你的婚姻、个人兴趣或与朋友共度的闲暇时光？
- 你是否担心，孩子和你关系不好会毁了他的一生，导致他需要长期的心理治疗才能康复？

> ■ 你是否认为孩子患有多动症是你的错，即使你已经阅读了科学证据，知道多动症是一种生物学的、主要是遗传性的神经发育障碍？

> 如果你对上述很多问题的回答都是肯定的，那么你并不是一个人。这种育儿心态是导致我们如此焦虑的原因之一，我们总是在担心自己为孩子做的事情是不是正确的：其他人似乎都在这样做，如果我没有这样做，我是不是没有担负起为人父母的责任？而且，当孩子患有多动症这样的疾病时，家长的这些担忧就会被放大。尽管这可能会让你觉得很难，但你会发现，在育儿时放轻松些，对你和孩子都大有好处。

"生锈" 的内部指导系统

我们常常会忽视自己的直觉和对孩子最深刻的了解，因为我们被大量育儿建议所淹没，看轻了祖辈传承下来的许多智慧，甚至忘记了 "龙生九子，各有不同" ——即使相同的父母抚养出来的孩子也是各不相同的。孩子不是被定制出来的——过去从来不是，未来也不可能是！诚然，我们需要以科学的方式研究育儿问题，以便尽可能地找到更好的育儿方法。但是，我们不应该形成一种顽固不化的信念，认为儿童是一块白板，而我们可以独自决定他们的人生历程。父母不是建筑师，不是工程师，也不是厨师。抚养孩子不是做饭！

如果孩子在出生时就患有某种发育、心理或精神上的疾病（这类疾病数量庞大，据上次统计超过了 250 种），发病时间是在孩子发育过程中的某个节点，那么对于这些孩子的父母来说，相信自己能创造出一个完美的孩子是尤其具有伤害性的。大多数情况下，这种信念会让父母对自己在抚养一个不完美的孩子时所扮演的角色产生巨大的内疚感。此外，它还会给父母带来巨大的哀伤，由于某些原本可以存在但现在似乎已经失去的东西——父母所渴望的，一个完美、有能力且适应良好的孩子。父母会想象，这样的孩子曾经

触手可及，如果自己能够早一点了解到当前的育儿科学就好了。下面的专栏
7 介绍了我们为什么无法按照自己的意愿来"设计"孩子。

专栏 7

我们如何得知完美的父母和完美的孩子并不真的存在？

　　还是半信半疑？如果作为多动症孩子家长的你对于自己的失败感到苦恼，那么看看下面列出的内容吧。基于以下这些原因，我们可以知道，你的力量并没有那么强大。

- 前现代的儿童。如果现代人认为"育儿技巧万能"的观点是正确的，那么在没有专家、没有育儿书籍的情况下，过去数代孩子是如何生存下来、适应环境并获得成功的呢？他们的父母又是如何把他们养大成人的？

- 兄弟姐妹。无论你参照的是自己的兄弟姐妹，你的孩子，或是你朋友的家人，你都不可能否认，由相同的父母抚养出来的孩子之间存在显著差异。在大多数情况下，父母并不会在抚养每一个孩子的时候都从根本上改变他们的养育方式。孩子自身固有的差异和特点更容易"浮出水面"。

- 同卵双胞胎。为什么从出生起就由完全不同的父母分开抚养的同卵双胞胎，不仅在外表上，而且在智力、人格、才能、兴趣、偏好、心理特征、精神障碍甚至手势上都非常相似？的确，我们可以找到一些小的差异，但这些差异是微不足道的，肯定少于他们之间的相似之处。然而，这些同卵双胞胎有着完全不同的养父母，也经历了天差地别的养育方式，这是毫无疑问的。如果育儿技巧如此强大，为什么这些同卵双胞胎会如此相似？

- 被收养者。所有对出生后由无血缘关系的父母抚养的儿童的研

究都指向了一个惊人的发现——这些儿童在人格、智力、精神能力、心理特征、精神障碍以及其他很多方面和亲生父母的生理特征之间存在高度相关，而与养父母的特征则完全不相关。这些儿童确实可能会去不同的教堂，或者加入和亲生父母不一样的政党，但是除了这些社会影响造成的差异外，为什么这些孩子不会和他们的养父母更相似呢？

- 研究证据。追踪了儿童整个发展过程的大型研究（研究对象包括大量的同卵双胞胎和异卵双胞胎）表明：
  - 基因差异是儿童间差异的主要组成部分；
  - 父母（共享环境）的影响总是小于遗传的影响；
  - 在发展过程中，父母的影响在孩子学龄前时期是最大的，之后会出现明显下降，到了孩子青春期后期或成年早期就几乎为零了；
  - 家庭以外的非共享环境在很大程度上能够解释儿童间的个体差异；
  - 这些家庭以外的因素所造成的影响随着孩子年龄的增长而增加，在孩子青春期或青春期之前就会超过养育方式带来的影响；
  - 遗传对于特定特征的影响可能会随着儿童的发展而有所增加。

- 儿童心理和精神障碍的成因。现在有大量证据表明，大多数疾病是神经和遗传效应的结果，而不是由父母或共享家庭环境造成的。[详见《如何养育多动症孩子》（第四版）]

- 儿童精神障碍的发病率。最后，如果育儿科学已经得到了很大的改善，为什么儿童心理和精神疾病的发病率仍然保持稳定，或有所上升？如果我们现在对育儿有了更多的了解，并且是育儿的方法导致了儿童的疾病，那么儿童的发病率就会下降，而事实并非如此。

关键信息

你的养育方式没有你想象的那么重要。别误会，养育方式的重要性是不言而喻的。没有人让你抛弃孩子或者"给他们一块面包，然后自己去拉斯维加斯吧"（有一位家长曾经这样略带戏谑地指责我的上述观点）。但是，养育方式的重要性不同于我们过去在他人的引导下所形成的观点。我们每天与孩子之间的无数次互动当然是重要的，这些互动在很大程度上决定了我们今后亲子关系的走向与质量。只要你的孩子得到了充分的保护、温饱、营养、引导和鼓励，你就已经在家庭中为他提供了一个足以让他成长、发展甚至绽放的环境。

但是，你对于家庭外部环境的选择比你在家庭内部所做的事要重要得多。这些决定关乎你选择的居住地、你家周围的邻里环境、你的孩子将接触到的其他孩子、孩子将就读的学校的质量、老师的质量、孩子可能接触到的社区中的其他成年人，以及社区中你可以用来提高孩子天资和能力的资源。这就是父母对孩子的心理本质产生影响的主要方式，通过在孩子周围创设良好的环境来间接地影响他们。记住，更重要的是孩子经历的独特环境，这种环境主要存在于家庭之外，并没有和其他兄弟姐妹所共享。对儿童发展的研究不断表明，在没有父母的忽视、虐待或儿童营养不良的前提下，与你在家里对待孩子的方式相比，孩子在家庭外的独特经历、环境以及遗传倾向似乎对孩子的心理发展影响更大。只要父母为孩子提供一个"足够好"的环境，更重要的影响来自家庭之外。

所以，如果你在育儿过程中并不是扮演着建筑师或工程师的角色，那么你的重要性体现在哪里呢？

> **解决方案**：做一个牧羊人，而不是工程师。

你的孩子是独一无二的。我们每个人在 7 项执行功能上都有自己独特的优势和劣势。这意味着你可以去引导孩子，了解孩子在执行功能上发展得最好和最不好的地方，提供相应的支持，尽可能地帮助她实现最好的发展，成长为一个高效能的人。但是，你基本上要通过间接的方式才能实现上述目标，你要做的是选择一块养育孩子的"牧场"并提供资源。孩子不是一块黏土，而你也不是雕塑家，你的角色是向导、导师、供应者、养育者、保护者、支持者和全面的"牧羊人"，你的任务是让孩子做独一无二的自己，成为一个独一无二的人。理解了自己的角色，你就可以更容易地给予孩子她成长所需的东西，同时你也能享受孩子成长的过程。你要扮演的重要角色是牧羊人——你不能"设计"这只羊！

怎么办？

那么，一个好的牧羊人需要做什么呢？可以肯定的一点是，好的牧羊人不会丢下自己的羊群，转头去最近的酒吧。

1. 提供保护。好的牧羊人会日夜守护着自己的羊，确保世界上的伤害不会发生在羊身上。显然，父母的第一个任务是保护孩子，让孩子免受来自家庭、社区、学校和更大社区中的罪恶的侵害。所以，请发挥为人父母的本能：寻找并消除尽可能多的伤害源，关注你的孩子，确保他们在需要时能得到最恰当的照顾和治疗，以应对伤害并从中恢复。多动症儿童遇到以下情形的可能性，是其他儿童的 3~5 倍：意外受伤和中毒，其他儿童和成人的欺凌、受伤害、身体和情感虐待，以及在日常生活中惹上更多的麻烦（由于他们喜欢冒险和寻求感官刺激）。多动症儿童在 10 岁前死于意外伤害的概率也是一般儿童的 2 倍。大多数父母在心理上都会本能地采取保护行为，但是这些保护措施对于多动症儿童的父母来说尤其重要。

2. 尽你所能找到抚养孩子的最佳社区。我知道，在这个问题上，并不是所有人都有很多选择，但通常我们都有一定的决定权。你所在的社区是否能够提供优质的学校、其他良好的"牧羊人家庭"、亲社会的同龄人、可以成为儿童良好榜样的成年人，以及其他可以促进儿童身体和社会发展的资源，如体育、俱乐部、童子军和教会团体？正如朱迪斯·哈里斯（Judith Harris）在《教养的迷思》（*The Nurture Assumption*）一书中所说的，你买房或租房的选择对于孩子成长的影响，比你在房子里所做的事情带来的影响更大。在你可负担的范围内，找一个最好的邻里环境。然后，关注孩子的人际关系，引导孩子与亲社会的、心理上适应良好的，甚至能够激励他人的伙伴交往。在这个过程中，不要忘记互联网和社交媒体发挥着日益重要的作用，家长也要监控孩子的上网时间。

鼓励多动症儿童多玩耍，多锻炼身体，甚至可以参加健身俱乐部的常规锻炼活动或有组织的体育运动。对多动症儿童来说，体育锻炼尤其有益，似乎有助于减轻症状、改善情绪健康和促进自我激励，并帮助他们更好地应对遇到的困难。这也有助于孩子保持适当的体重（肥胖是多动症儿童可能会遇到的一个问题）和整体健康。

3. **孩子越小，你们之间的互动就越重要**。我之前提到过，对于幼儿而言，你们之间的互动非常重要，并且这对你们的长期关系也有重要影响。

与孩子建立可预测、具有支持性、有意义、激励性的互动，确实能帮助他适应得更好，更有信心和能力。尽你所能，让你们的家庭生活、规则、惯例、家庭仪式和其他经常性的活动处于一种可预测、令人愉快和相互尊重的状态。与孩子保持一种稳定、具有支持性、有意义、相互尊重且可预测的互动方式，不要让你们的互动变得混乱、情绪化、反复无常或带有贬损。不要在心理上缺席，或对孩子不闻不问。本书中的许多原则就是为了做到这一点——做好一个可预测且有价值、鼓励孩子、接纳孩子、爱孩子的牧羊人，同时给孩子打造一片牧场。

4. **根据需要进行调整，以适应孩子的不足**。我们将在本书后面讨论在特定情况下和特定任务中家长可以做的具体调整方法。这里的重点是，你可以通过改变环境来降低某种障碍带来的影响，从而减少孩子在特定的情形下功能受损的程度。例如，在准备晚餐的时候，你可以让孩子在厨房的餐桌上做英语家庭作业。设一个计时器，让孩子在一定时间内完成一小部分作业（如我之前建议的 3~5 个问题），允许孩子在做作业时短暂休息。在整个过程中，给予孩子鼓励和认可，偶尔亲切地轻抚她的肩膀来传达更多的鼓励，或者让她决定饭后吃什么甜点，以此作为激励。这样做不会改变孩子多动症的严重程度，但比起让孩子在无人监督的情况下，独自在卧室里一次性写完作业，这确实能够大大提高孩子完成任务的可能性。

5. **想方设法改善孩子所处的环境，让环境更具有教育性、更让人兴奋，让孩子无论置身在环境中还是与环境互动时都能感受到乐趣**。在后院增加一架秋千，在卧室里放更多的书供夜间阅读，还可以放更多的教育玩具、光盘、有益的教育电子游戏、更多的运动装备，家庭环境中的这些改变都会对孩子的发展产生积极影响。

6. **提供良好的营养。密切关注孩子的饮食和整体营养状况，看看是否有利于孩子当前和长期的身心健康**。孩子的饮食中是不是包含了太多的垃圾食品、高淀粉、高糖的食物和饮料？平均而言，多动症儿童从饮食中获得的营养不如一般儿童。我们认为，这是因为上述食物对容易冲动的多动症儿童更具吸引力，而且更能让他们好好吃饭。这导致多动症儿童的肥胖风险显著增加，继而导致他们罹患 2 型糖尿病的风险随年龄增长而增加。在成年的多动症患者中，临床上被判定为肥胖的人数是正常人的 2 倍。那么，你有没有可能为孩子提供更均衡、更有营养的食物，减少没什么营养的食物，或者让它们彻底从家里消失？有些多动症儿童缺乏维生素（通常是维生素 D）、Ω-3 脂肪酸或 Ω-6 脂肪酸，或者缺铁，调整饮食是解决这些问题最好的方法。有一小部分孩子可能会对食物色素过敏，导致他们多动症的症状加重。可以问问孩子的儿科医生，如果遇到这种情况，你应该采取什么措施来解决缺乏微量元素和维生素以及过敏的问题。

7. **提供一致且可预测的环境和例行安排**。检查自己的家庭生活习惯，尽可能确保每天的事情都能保持一致，并且是可预测的。

- 每天早上去学校之前的安排是否始终如一，是否能够有效地让孩子做好准备，出门上学？
- 吃晚饭以及随后晚上的安排是否也能保持一致，包括吃饭、做作业、给孩子准备第二天的东西、洗澡或淋浴、刷牙和让他们上床睡觉的时间？

多动症儿童所在家庭的日常生活安排经常是不一致和混乱的，这会导致孩子在饮食、牙齿保健、医疗和睡眠卫生等方面情况较差，或者无法一直坚持践行预防性的保健措施。这种不可预测的家庭环境增加了家庭中的压力，特别对于多动症儿童而言，因为他们的抗压能力本来就由于患有多动症而受损了。压力会让孩子的多动症恶化，也会为未来可能出现的对立和违抗行为埋下种子。有时，这种家庭环境中的不一致是由于父母中的一方也患有多动症，所以要确保父母也接受了有关多动症及相关疾病的恰当评估和治疗。

8. 照顾好自己。如果你正经历严重的健康问题、情绪困扰或生活压力，那么你不可能在抚养孩子方面发挥最佳状态。所以，请盘点好自己的生活。

- 你的体重、营养状况、饮酒情况如何，有没有过量使用其他药物？
- 你是否进行了足够的锻炼，来保持相对健康的身体和精神状态？
- 你是否有充足的睡眠，这样你就不会是一个头脑迷糊、易怒、情绪脆弱或总是走神的牧羊人？
- 你会做什么来给自己的情感"电池"充电，以更好地应对和照顾你的多动症孩子？

许多家长发现，日常锻炼、和其他成年人一起做体育活动、参加俱乐部、教会团体、瑜伽和冥想课程，或者沉浸在自己的爱好中，都能帮助自己恢复情绪健康。因此，在致力于成为多动症孩子最好的牧羊人的同时，请不要吝啬对自己情绪健康的维护。

如果你专注于改善以上你觉得需要注意的领域，那么你已经尽己所能地成为一个好的牧羊人。其余的大部分事情都不在你的控制范围内。现在，你可以培养一个独特的孩子，同时在你的一生中与他保持一种亲密和支持性的关系。你已经尽了你最大的努力，好好享受这个过程吧！

原则 **4**

分清任务的轻重缓急

说到牧羊人的比喻，哪怕是照顾一个多动症孩子有时也会让人感觉像是在放养一群猫咪[1]。这就是为什么要把精力花在你真正需要做的事情上，无论是让孩子按时完成任务、执行家规，还是做家务。在我和患者家庭工作的过程中，我发现，再好的计划都是有缺点的。我们都是普通人，而且任何事情都有可能发生。你可能会在晚上突然发现，摆在你面前要做的事情还是和早上一样多。关于对孩子的期望，我建议家长尽量优先处理能够促进多动症儿童发育和正常生活的事情；而在管理家务和家庭方面，尽量优先考虑哪些事情会降低自己的压力水平，这样才能坚持下去。

> **问题**：多动症儿童和青少年的父母经常因为一些小问题与孩子争吵，从而引发更多的家庭冲突。

　　由于多动症的症状以及孩子在自我调节和执行功能上的更广泛的问题，多动症儿童和青少年在听从指令、完成家务、学校作业和其他要求方面会遇到很多困难。这种缺乏遵从性的行为让父母感到沮丧，于是父母通常会向孩子重复命令（可能会重复多次），如果孩子不能立刻行动或者完成大人要求的任务，他们会越来越生气。如果你熟悉这一连串的反应，你就会知道，这样的结果往往是，家里会因为一些鸡毛蒜皮的琐事而爆发冲突。让我们进一步分析一下这种情况是如何发生的。

　　多动症孩子不愿意停下他们喜欢的活动，去做别人要求的其他活动。在

---

[1] 英文原文为 herding cats，指试图控制或管理一群混乱的个体，代指不可能完成的任务。——译者注

这一点上，他们会比其他孩子遇到更多的困难。即使是普通成年人，有时也会为了更有吸引力的事情而拖延工作。但是对于多动症患者（尤其是儿童）而言，他们的情绪自控力更加有限，对等待和延迟满足的容忍度更低。他们在被要求做任何不好玩的事情时容易感到不满，继而引发他们与父母之间的冲突。

这种违抗行为可能会演变成对立违抗障碍（oppositional defiant disorder，ODD），**并使儿童和父母之间的冲突升级。**通常在儿童表现出多动症症状之后的两年内，对立违抗障碍会出现。儿童会出现异常高水平的愤怒、暴躁、敌意、争吵、违抗、不顺从、固执、易怒，甚至出现报复心理。对立违抗障碍影响的一个重要方面是孩子和父母之间的互动。这并不是说，是孩子无法完成大人提出的要求而引发的家庭冲突本身导致了对立违抗障碍，这类冲突在多动症儿童身上是常见的。但是，在孩子自身情绪控制能力有限的情况下，这类冲突可能会增加孩子出现对立违抗障碍的可能性。所以，要尽量将这类冲突最小化。要做到这一点，其中一个方法是分清各种任务的优先级。

所有父母都会对孩子提很多要求，但是这些对于普通儿童的要求对多动症儿童来说是非常困难的。同时，当目标是完成父母认为需要完成的事情时，这些要求对多动症儿童是无效的。研究人员发现，父母每天可能会向孩子发出至少 100 条不同的命令或指令。如果我们假设孩子每天清醒的时间是 15 个小时，那么他们平均每小时就会收到至少 6 个来自父母的"命令"，也就是每 10 分钟一个。即使是一般孩子也可能难以听清父母所有的要求，知道自己应该做什么，然后坚持做下去。而多动症儿童有注意力缺陷、容易分心和冲动的问题，更不用说他们还有多动的特点了（想想你监督 7 岁的孩子按照你的要求坐着写完作业的时候），这些一长串的口述指令会让他们不知所措。现在想象一下，在一个 7 岁的孩子因为真的无法满足妈妈的要求而没有在指定的时间内完成作业，而妈妈因此感到生气或失望的时候，他会有什么感觉。随着这一幕日复一日地重演，孩子的挫败感与日俱增，自我价值感不断下降，他对妈妈越来越生气。然后，孩子就开始自动地认为妈妈会反对，而妈妈则自动地开始预料会发生斗争，于是出现冲突的可能性不断上升。

解决方案：重新考虑优先级，改变关系中的动力。

有很多方法可以帮助你改变这种引发冲突的"要求-反抗"模式。

1.先弄清楚你是否可以放下一些对孩子的要求，至少在改变的初期尝试这样做。看看你和其他父母对孩子都有哪些不同的要求。

- 指导孩子停止做某些让你感到恼火的行为；
- 要求孩子帮助你完成某件事，例如：提出一个简单的要求，让孩子帮你拿一件你需要的东西；
- 要求孩子帮助你完成一件需要更长时间的事情，例如洗衣服；
- 指导孩子做一些他们应该做的事情（穿衣、洗澡、刷牙、好好吃饭、收拾自己的杂物等），以此作为孩子学习自我照料、维持健康和日常功能的一部分；
- 指导孩子完成作业；
- 指导和提醒儿童或青少年完成他们要承担的家务。

你有没有注意到，上面有些要求没有其他的要求重要？如果孩子刚刚清理完餐桌并倒完垃圾（尤其是在这个过程中没有任何争吵的情况下），这时候最好就不要再让他跑上楼给你拿苹果平板电脑了。或者如果孩子（和你）已经经历了漫长的一天，那么盘子和垃圾可以等到第二天早上再收拾。关键是，维持家庭的和谐以及你和孩子关系的和谐始终是一个高优先级的事项。有些要求的必要性始终会低于另一些要求，有时甚至连高优先级的事情也应该放弃，以避免和孩子发生冲突。

2.回顾一下你和孩子似乎特别容易发生冲突的情境或时间。你通常什么时候会准备好和孩子"打一架"？睡觉时间？作业时间？早晨上学前？在一天中选择一个通常容易出问题的时间段，写下你当时对孩子的要求，这或许能够暴露很多问题。假设你发现以下是你对孩子在上学前的期望（和口头要求）：

- 在恰当的时间起床，然后准备上学；
- 尽快服用多动症处方药；
- 上厕所；
- 穿好衣服；
- 整理床铺；
- 把睡衣放回抽屉；
- 把地板上的玩具收起来；
- 把脏衣服放进洗衣篮里；
- 刷牙；
- 把牙膏盖上，放进浴室的柜子里；
- 把浴室的水槽擦干净；
- 把湿毛巾挂在毛巾架上；
- 吃早餐；
- 把麦片碗和果汁杯放入洗碗机；
- 把所有要用的学习资料放进书包里；
- 把背包放在门边；
- 喂宠物；
- 找到外套并穿上（如果天气寒冷）；
- 从父母那里拿午餐费（根据需要）；
- 乘坐校车、步行上学或准时上车；
- 出发前亲一下爸爸 / 妈妈。

　　清单很长，对吗？也许你需要回到前文的第一步。孩子在上学前整理好床铺，把睡衣放回抽屉里，整理浴室，或者把盘子放进洗碗机，这些事情真的那么重要吗？你所要求的一切都是必要的吗？所有的这些事情都必须在那个时间点完成吗？你要求孩子做的事情里有没有哪一件可以推迟到一个更合适的时间，这样孩子也能参与提出要求的过程？

　　3. 现在，问问自己，你希望一天中的这个时间段或情境如何结束。正如史蒂芬·柯维在《高效能人士的七个习惯》一书中所说的，开始做事之前必须要考虑到怎么收场。你期待一天的早上是怎么结束的呢？你可能希望孩子去学校的时候干净整洁，穿着得体舒适，能量满满地准备开始一天的学习，带好必要的学习材料，内心知道你是爱他和欣赏他的，并因此感受到支持。如果是抱着这种心态，刚才的清单应该是下面这样的：

- 在恰当的时间起床，然后准备上学；
- 服用多动症药物（如有必要）；
- 上厕所；
- 穿好衣服；
- 整理床铺；
- 把睡衣放回抽屉；
- 把地板上的玩具收起来；
- 把脏衣服放进洗衣篮里；
- 刷牙；
- 把牙膏盖上，放进浴室的柜子里；
- 把浴室的水槽擦干净；
- 把湿毛巾挂在毛巾架上；
- 吃早餐；
- 把麦片碗和果汁杯放入洗碗机；
- 把所有要用的学习资料放进书包里；
- 把背包放在门边；
- 喂宠物；
- 找到外套并穿上（如果天气寒冷）；
- 从父母那里拿午餐费（根据需要）；
- 乘坐校车、步行上学或准时上车；
- 出发前亲一下爸爸/妈妈。

你刚刚消除了 11 个潜在的冲突点！（你可能会对其中的一些删减提出异议，但请注意，只要孩子已经收拾好了背包，你就可以提醒他去房间拿。至于亲吻，更重要的是你要给孩子一个吻。）当你脑海中清晰地浮现出你希望这个早上如何结束的画面，你会发现自己对待孩子的方式和行为会有所变化，更有利于事情向你希望的方向发展。如果不考虑这个早上会如何结束，你所做的事情可能会非常不一样。（如需更多帮助，请参考本章后面提到的其他原则。）头脑中对于目标的思考有助于你专注于在即将到来的早晨必须完成的事情上。这也会促使你考虑，为了完成最关键的事可以放下哪些相对不那么重要的东西，并且用一种最平和、最尊重孩子的方式达成目标。

4. **问问自己：“遵从这一要求是否对孩子的发展有帮助？”** 换句话说，谁能从这个要求中获益？是你，是孩子，还是你们两个人？只有聚焦于最后两个受益人的要求才是你当前优先级最高的事项。为了繁忙的工作，为了孩子由于执行功能缺陷而不能开始做的任务，以及为了那些会让你的生活更轻松但却不能真正培养孩子的自我觉察、能力、责任感或持续集中注意力的能力的事情而与孩子争论，或许并不值当。你可能知道，坚持在固定时间遛狗有助于你儿子学习时间管理和形成责任感。但是，如果他还必须按时完成家庭作业和打包棒球练习设备，那么遛狗这件事或许可以等一等，或者今天就分配给家里的另一个人完成——孩子日程表上的其他任务已经在帮助他建立时间管理能力和责任感了。或者，假设你有一条家规，规定家里所有人都必须挂起浴巾，把所有的脏衣服放在洗衣篮里，然后才能离开家。如果在这个特定的早上，孩子在离开家之前，恰好在艰难地努力完成其他要求，那么当天还是必须要执行这条家规吗？

5. **问问自己，这个要求是否必须现在完成。** 也许你想让孩子做的这件事是重要的，但是，现在是要求孩子做这件事的最佳时机吗？还是你只是恰好想起了这件事，于是就对孩子提了要求，并没有考虑过现在是不是最好的时机？对孩子和你来说，保持卧室相对干净和有条理可能是有一定重要性的（中等或偏低），但是，早上赶着去学校的时候是提出这个要求最好的时机吗？星期六早上难道不是更合适吗？那时孩子不用赶着上学，而你也不用赶着上班。

6. 弄清楚你给孩子提的要求的重要性和紧迫性。以上建议并不意味着你完全不应该让孩子做家务、帮忙收拾屋子。但是，家长的确要考虑把一部分要求延后，可以选择时间上更宽裕的时候，这意味着孩子有更多的时间去做这些事情，你也有更多的时间去监督。比如，你可以把这些要求留到放学后或者周末，这样孩子就不用急着在出门前完成这些事情，心理压力会小一些。总而言之，你需要决定要让孩子在特定的时间里做哪些必要的事情，这就像打仗，你要判断哪些仗值得打，哪些（至少在目前来说）不值得。

在工作中，许多人会使用四格法〔或艾森豪威尔网格（Eisenhower grid）〕来简单地判断事情的优先级。选择一个可能会让你和孩子产生冲突的要求，然后把它填写到下面这个四格网络里加以思考。

重要

	是	否
是	紧急且重要	紧急但不重要
否	不紧急但重要	不紧急且不重要

（左侧纵轴标注：紧急）

有太多时候，我们会要求孩子去做那些落在右边两个格子里的事情。这些事情要么是**紧急但不重要**的，要么是既不紧急也不重要的（繁忙的工作）。这些事情有时会给人一种紧迫感，让人觉得必须马上完成它们，于是我们可能也会这样做。但如果我们仔细思考一下，就可能会发现这些事情一点也不重要。对于这样的事情，你应该考虑往后放一放，暂时不要对孩子提类似的要求。如果你刚刚意识到第二天就要收垃圾了，那么让孩子在睡觉前清空家里所有的垃圾桶这件事就显得很紧急了。但在大多数情况下，就算把倒垃圾

拖到下周，也并不算生活中的"悲剧"。这个要求可能并不是那么重要，事实证明它也不是那么紧急。这件事情可以推迟到星期六早上再做，工作日的晚上就忽略它吧，这样有助于实现更重要的目标，对孩子（作业、家庭时间）和你（减少与孩子的冲突、减轻你或其他人到处跑的压力）来说都是如此。

一个**不紧急且不重要**（图中右下角）的例子是让孩子在上学前整理床铺。铺床与准备上学之间几乎没有关系。从帮助孩子健康成长的视角上看，铺床也并不是一个要优先考虑的事项。保持相对整洁、能够整理自己的房间当然是好事，但不是必需的。当家里井然有序时，你可能会感觉好些，但有些时候，你可以把内务整理暂时放到一边吗？或者，就像我上面建议的，如果你认为孩子完成这个要求或者和你一起完成这件事是很重要的，那么你能等到星期六早上再提出来吗？

现在，让我们来考虑一些**紧急且重要**的事情。就像在商业领域和其他职业领域中，我们都会去做紧急且重要的事情，并且不会遇到太多问题。事情的紧迫性让我们足够重视，加上它们非常重要，这显然会激励我们优先完成这类任务。例如，你的孩子可能第二天早上有一个科学项目或读书报告要交，所以在晚上睡觉前完成作业就变得十分紧急了。这项作业很重要，会被计入成绩而且占比很大。忽视这样的项目会给孩子带来风险，所以孩子通常会完成。在一个要上学的早晨，保证孩子洗漱完毕、穿戴整齐、吃完饭、准备好去学校，同时与孩子保持一种积极和充满爱的关系，这对我们来说是既紧急又重要的事情。

还有一些事情**不紧急但重要**，我们也希望孩子能够去做。这通常需要父母花更多的时间和精力，让孩子得到良好的发展，保持良好的适应力，并为生活做好准备。以下这些事情都可能是不紧急但重要的：

- 尊重父母和其他家人；
- 与兄弟姐妹相处融洽；
- 诚实待人（不撒谎）；

- 与其他孩子交朋友；
- 正确管理情绪，特别是在社交场合中（抑制攻击性，调节挫折感）；
- 参加有组织的社区活动（如俱乐部、童子军、体育运动或教会团体）；
- 在家和在外都能尊重他人的财物；
- 遵守法律；
- 能够进行适龄的自我护理（穿衣、洗澡、牙齿护理）；
- 对自己的行为及其后果负责。

上述内容和其他生活中的重大事项很少是紧迫的，但它们对孩子的全面发展和适应是极其重要的。请注意，我已经将不可接受的行为（撒谎、打架、偷窃）重新表述为更合适的积极替代行为。这样做是为了让你能够专注于那些你想要鼓励、认可、奖励孩子的行为，让你通常能够用积极的方式给予孩子支持。用消极的、不可接受的词语描述行为，会让你的关注点集中在惩罚和其他阻止不当行为的手段上。我们希望你在关注惩罚之前，可以关注一下奖励。在阻止孩子的不良行为（如果有必要）之前先鼓励孩子的亲社会行为（见原则 7）。

任何时候，只要当你觉察到自己提出的要求似乎总是会引发争吵或孩子的挑衅时，你就需要问自己以下这 3 个问题了：

- "**必须这样做**才能促进孩子的福祉吗？"［这件事重要吗？］
- "必须**现在**做吗？"［这件事紧急吗？］
- "现在必须由**我的孩子**来做吗？"［这是谁的优先事项？］

如果这三个问题的答案都是肯定的，那就接着做吧。但现实往往不是这样。不过，我并不期待你马上就能分辨出其中的区别。父母都是普通人，当你觉得"明明我提出的要求很容易做到啊！"并因为这些要求而卷入了很多似乎毫无意义的冲突中时，你可能并不想轻易妥协。但如果你试着退一步，

让出一个小小的、客观的观察距离（下一个原则可以帮助你），你就可能会看清什么是真正紧迫和重要的。（专栏 8）

专栏 8

一个重要的告诫

在判断某项任务对孩子的紧迫性和重要性时，你确实有权去考虑你自己的感受。让家里时时刻刻都保持井井有条、窗明几净的状态可能不该成为一项头等大事——尤其不应该把其重要性置于孩子的健康成长和整个家庭的幸福之上——但是，如果你处在一个乱得一塌糊涂的房间里，完全无法集中精力处理一天的事情，你无疑可以寻找一个舒适的中间地带。或许，你感觉自己生活在一团混乱之中，而让孩子早上整理床铺是一种控制混乱的方式。而且，当你承受着过多压力时，你也难以为孩子做一个好的牧羊人（见原则 3）。但是，也许还有另一种方式：哪一种情况会给你带来更大的压力——孩子的床没有铺好，还是你自己去给孩子铺床？关键是，你才是那个能为孩子、自己以及整个家庭做出正确决定的人。然而，我一次又一次地发现，在判定事情优先级的问题上，灵活度和妥协是关键，它有助于保证家里所有人的最大利益。

---

7. **如果你在判定事情优先级方面遇到困难，可以考虑召开家庭会议（或接受家庭咨询）。**有时候，冲突成了家庭生活的"主旋律"，你觉得自己无法退后一步，没有足够的距离去重新判定事情的优先级。既然如此，为什么不召开家庭会议呢？请每个人回顾正在发生的冲突，以及如何避免这些冲突。仅仅是讨论本身也许就能促进家人达成共识，能够决定让某件事在优先级列表中上调还是下移，而且大家达成共识的速度可能比你想象中更快。但是，如果召开家庭会议并不现实，或者你已经尝试过这种方法，但最后只是爆

发出更多的冲突，那么你可以考虑寻求专业帮助（请参阅本书末的"资源"部分）。

如果你真的选择召开家庭会议，请确保会议内容始终聚焦在设定的主题上，不要转移到其他无关的话题或过去没有完全解决的分歧上。不要跑题。为此，请遵循以下 6 个步骤。

- 尽可能具体地定义问题，甚至可以拿一张纸，把问题写在纸的最上方。
- 邀请家里所有参与会议的人提出有关解决这一问题的任何建议。除了最显而易见的想法外，那些牵强的、不切实际的想法也不容忽视。
- 在探讨解决方案期间，不要提出任何批评。
- 在清单上罗列了各种各样的想法之后，问一问每个家庭成员对这些解决方案的看法。如果一共有 3 个人，那么每个人都可以说"加"来表示"我喜欢这个方案"，或者说"减"来表示"我不喜欢这个方案"，也可以用"0"或"无"来表示对它感觉中立——意味着自己可以接受这样的解决方案，不支持也不反对。在每个潜在解决方案旁边标记上这些符号（+，-，0），用来表示每个人对这个方案的意见。
- 简要地评估完方案后，从清单中找出大多数人都同意或持中立态度的解决方案。找到那个方案，圈出来，然后把它作为下一周的计划。如果需要，可以让每个人在这一页上写上自己名字的首字母，以表明他们目前同意遵循这个解决方案。
- 1~2 周后，召开另一次家庭会议，回顾初始解决方案在多大程度上有助于解决问题。根据需要修改方案，然后再尝试 1~2 周。

8. 如果你想提出的要求能够通过上述的"三题测试"，那么你可以尝试使用本书中的其他原则来有效地向孩子提出要求。

- 积极主动（例如，在开始活动之前制订一个过渡计划）（原则 12）。

- 让儿童或青少年更负责任（在孩子工作时更频繁和更密切地监督他，并让他承担即时后果）（原则 6）。
- 将指令最少化，并亲自向孩子传达（多触摸，少说话）（原则 7）。
- 提供一些激励措施，用表扬和奖励来跟进孩子执行指令的情况，使任务或情境能给孩子带来更多回报或激励（原则 7）。

专栏 9

活在当下（忽略时间）有好处吗？

答案是："有时有，但不是所有的时候都有。"我们已经了解到，在感知和管理时间方面存在长期问题可能会给个体带来严重的后果（见引言）；我们同样可以理解，在时间、时间管理和对未来的规划方面要求过高，通常也是有问题的，更不用说这样的要求会让当事人高度紧张。你希望孩子能够按时完成家务和其他任务，但是，考虑任务的优先级也是同样重要的。

过分专注于准备和按时完成任务会让人无法享受当下的这一刻。当你为自己和孩子设定事项优先级时，请记住这一点。生活中的乐趣往往是欣赏当下，摆脱自己固有的思维和方式。你觉得正念、冥想、瑜伽、佛教和酒精的使用为什么会如此流行？它们通过各种各样的方式，将时间回溯到现在或此刻，回到我们周围的现实结构中。这也是为什么我们会去度假——我们想摆脱来自时间管理的束缚。

由于多动症患者更多地参与和关注的是当下而不是未来，我们发现，这个特点似乎能让多动症患者在危机中遇到的麻烦更少，甚至可能在危机中处于有利地位。根据定义，危机的发生是没有经过计划的，也无法预测。危机要求人们处理正在发生的事情，并迅速做出相关决定。如果多动症患者所处的情境聚焦于当下，需要当机立断，而不是思考未来以及如何做出最好的规划方式，那么他们可能不会处于劣势。患有多动症的医生和士兵告诉我，他们在急诊室里或战场上处理危机时的表现和同事或战友一样好，甚至比他们更好。

多动症儿童活在当下，也比其他人更关注当下，同时他们对未来的考虑更少。虽然我希望你能帮助多动症孩子更加关注时间、未来和按时完成工作，但最终的目标应该是达到一种平衡，让孩子既能够关注时间、未来、项目、任务和最后期限，又能和当下保持联结，享受此时此刻。

原则 *5*

正念育儿

陪伴与觉察

我们都知道，和孩子待在一起，但完全没有关注孩子或者和孩子互动，这种情况有多容易出现。即使孩子就在我们身边，我们的注意力可能也在手机或平板电脑上，沉浸在电子邮件和社交媒体中。或者，我们脑子里在想别的事情，全神贯注于明天要完成的工作以及下周或明年要达到的目标，或者沉思昨天或上个月发生的事情本可以是什么样的。我在上一章中指出，成为时间的奴隶是错误的，然而现实中我们就是这么做的，因为时间似乎永远不够用。

> **问题**：父母在与孩子相处时过于沉浸在自己的世界里，错过了促使孩子做出更好的行为和与孩子建立更好关系的机会。

所有这些占用你时间和思想的事情都很容易让你分心，让你关注不到你生命中通常最珍视的东西之一：你的孩子。当你的孩子患有多动症时，你们之间的关系已经面临着风险，因为你们在努力完成各种日常事务的过程中承受着许多压力，也容易起冲突。原则 4 给你提供了一些建议来走出不断对孩子提要求的恶性循环，这个循环会威胁你和孩子之间的关系。在本章中，我会帮助你再向前迈出一大步，告诉你一些方法来避免自己的时间、注意力和情感被"劫持"，这样你就可以用这些资源来与孩子建立和维持一种亲密的关系。对于你和孩子而言，这种关系都将持续一生。

　　一个好的牧羊人必须关注自己的羊群。一个好的父母必须和孩子在一起，欣赏孩子本身的样子。而多动症孩子的父母要扮演好自己的角色，必须更加努力地关注积极的方面，既欣赏孩子，也欣赏自己。

> **解决方案**：做专心致志的父母。

　　没有什么比养育孩子更谦卑、更具挑战性，也更令人心碎了。不能半途而废，无处躲藏，也没有"终点"。因此，出于自我保护，我们必须在当下积极培养善良和关爱之心，这主要是为了我们自己。

　　这段话出自莉萨·克琳（Lisa Kring）之口。莉萨是一位有执照的社会工作者，也是一位正念老师。她说的这些话，对于养育一个患有类似多动症这样的神经发育障碍的孩子来说，是相当正确的。在养育多动症孩子时，这样做带来的压力和挑战会被放大，因为多动症孩子会给父母带来更多的困难、他们的发展滞后于一般孩子、公众对养育多动症孩子存在误解，以及多动症孩子更需要专业人士提供的治疗和干预。如果你自己或者你的另一个孩子也患有多动症，那么这些障碍就变得更加难以克服了。你能做些什么呢？不要让你的各种想法、情绪、思绪、分神、智能技术和社交媒体把你从你和孩子的关系中"劫持"出来。该如何做呢？培养正念。

　　正念能够增强幸福感。 过去几十年来，作为一种在世界上生活（尤其是与他人打交道时）的态度、思维方式或立场，正念和正念冥想的实践席卷了我们的文化。正念的流行是有理由的，研究反复证明，正念所教授的技能和观点能够：

- 减少人们生活中的压力；
- 提高生活质量；
- 让人们更好地应对痛苦的来源，如慢性疾病、疼痛和即将到来的死亡；
- 帮助人们在自身处境中获得更多满足感（如果他们难以获得快乐）；
- 帮助人们改善与他人之间的关系。

正念能够帮助我们欣赏周围生活的真实性。正念有助于你从心事、思绪和对未来（目标导向的）思考中脱身，对当下和周围环境产生更多的觉知。这些不同形式的分心都会消耗你的注意力，把你带离当下所处的现实。当你停下来、让自己专心致志的时候，你会注意到此刻你所处的环境是绝妙和不可思议的，远超出原本的印象，因为你过去关注的只是你不得不面对的、了无趣味的责任和挫折。正念教导我们，定期放下目标导向的思维，摒弃我们喜欢信马由缰的思绪，将我们的感官和注意力更普遍地集中在当下的事物上。这可以让我们更多地欣赏生活和他人，让我们的内心以及与他人的关系更加平和，与生活和世界产生更强的统一感。

正念鼓励我们去欣赏身边的人和事物，尤其是我们的孩子。不要只是待在那里；在那一刻，在那个地方，真正地和孩子在一起。

正念帮助我们摆脱那些只会让我们痛苦的"将要"和"应该"。许多人认为，正念（特别是冥想）是一种佛教实践，但是你不必皈依任何宗教来培养和实践正念。事实上，对我来说，正念是认知行为疗法的一种宝贵的表现形式，它帮助我们改变思想和行为，从而改变我们的感受。正念告诉我们，当我们有意识地停止过度思考和心不在焉的状态时，我们就抛弃了认知行为治疗师所说的我们头脑中的"将要"和"应该"——我们认为世界应该是什么样的，或者我们希望它是什么样的，而不是我们周围世界真实的样子。这种对于我们想要却常常不能得到的东西的沉思和渴望，恰恰是生活中许多痛苦的基础。这是认知行为疗法的基本原则，而不仅仅是正念（或佛教）的基本原则。我们的想法和与之相关的情感往往是我们自己最大的敌人和最大的痛苦来源。当你一直专注于你的多动症孩子应该如何表现，或者你应该做些什么来维持家庭的正常运转时，你就看不到你面前这个可爱且独一无二的孩子，也享受不到为人父母的奇妙之处。

正念给我们一种归属感，让我们感觉自己归属于比我们自身更大的事物。正念通过帮助我们走出自己的思维局限，引导我们感知和重视当下的整体性和周围的事物，包括感觉到我们是整体中的一部分，而不是游离的碎片。而我们在心事重重的状态下，时常会感觉我们是独立于整体的。人们常常认为有宗教信仰的个体会有更高的幸福感（或更准确地说，满足感），而最近的一项研究表明，这种幸福感并不是源自宗教本身，而是源自现实和我们的宇宙融为一体的感受，这种感受跨越了有宗教信仰、无宗教信仰的人群和无神论或人文主义者。如果我们培养这样一种归属感，一种对大于我们自身的事物以及成为全部生命和整个宇宙中不可分割的一部分的归属感，我们也可以获得同等程度的满足感。正如莉萨·克琳所说，我们可以关爱自己，也可以关爱我们的孩子，因为他们是我们当下和每一刻所生活的世界上不可分割的一部分。

所以，对于陪伴孩子和保持觉察，我推荐的主要方法是练习一种非宗教形式的正念（甚至可能是冥想），尤其是当你和孩子在一起的时候。这个方法可以有效地帮助你减轻育儿压力，让你对自己的生活有一定程度的满足感，能够欣赏、关注甚至认可孩子本身的样子（而不是你希望孩子变成的样子），从而与孩子建立一种更为平和持久的关系。

通过正念养育，你可以认识到自己的想法、情绪和触发情绪的因素，并用正念行动取代那些可能会让你后悔的下意识反应。但更重要的是，你变得能够更好地感知、关注和欣赏你的孩子，不仅是因为他的良好行为，而且因为他在你生命中的存在本身。尤其是如果你觉得你和孩子的关系让人痛苦，那么正念养育或许是最好的解决方法。

为了养成真正陪伴孩子和保持觉察的新习惯，我鼓励你在以下 4 个方面练习正念。

1. 当你独自一人时，要像练习冥想时一样去练习正念。把这些独处的时间看作练习时间，就像你会为了提高运动或其他技能而练习一样。

2. 把这种正念扩展到与孩子的特殊玩耍时间或互动时间，使用我的导师康斯坦丝·汉夫（Constance Hanf）博士在 40 多年前提出的方法。我把这种方法纳入了我的父母行为培训计划的一部分，已经传授给成千上万的父母。

3. 把这种和孩子之间的互动扩展到他的独立游戏中。定期在孩子所做的事情中找到你认为积极、亲社会或令人满意的方面（哪怕是很小的方面），对此保持短暂的感知、关注和欣赏。

4. 将这种正念养育的模式扩展到孩子遵守你的要求或执行其他任务的时刻。

正如乔·卡巴金（Jon Kabat-Zinn）在一次关于他写的正念养育书籍《正念父母心：享受每天的幸福》（*Everyday Blessings*）的采访中所说的：

> 正念养育是一种终生实践。这意味着你不再执着于结果，而是更加关注你和孩子生活中正在发生的事情。正念养育的核心在于每时每刻、敞开心扉和不加评判的关注。正念养育需要我们看到孩子真实的模样，而不是我们想要的模样。我们可以让生活中发生的每件事成为我们为人父母的课程，因为事实确实如此，无论我们是否喜欢。

独自练习正念：冥想训练

此处的目的是让你通过练习了解什么是正念，什么是全身心投入当下，关注你所有感官的同时尽量不要思考太多，让你的头脑更充分地觉察到自己和你周围的环境。最好先闭上眼睛。视觉是我们的主导感官，我们在周围看到的东西会触发思维链条的连锁反应，打扰我们对当下那一刻的沉浸、关注，甚至欣赏。我想，这就是为什么人们在冥想的时候会闭上眼睛。当占据主导地位的感官被关闭或至少在最初受到限制时，你会更容易掌控自己的感官，从而管理自己的思绪。所以，每周至少 4 天，留出 15~20 分钟，单独待在一个相对安静、不受干扰的地方。只要是一个你能够单独待上 15 分钟的地方就可以。我在很多地方都做过这样的练习，比如在办公室工作的时候、在会议中心找到一个没有人用的房间的时候、在车里等着接孙子放学的时候，当然还有在家的时候。引用卡巴金在一本畅销书里的一句话："你走到哪里，你就在那里。"那么，请找到一个私人空间，开始以下步骤吧。

采用**坐姿或倚靠**的姿势（不要躺下，你可能会睡着）。

闭上眼睛（轻轻地放松眼睑，不要紧闭）。

深吸一口气，然后慢慢呼出来。如果你觉得这有助于放松，就再做一两次。然后，慢慢地、有规律地、自然地呼吸，就像入睡时那样，但不要睡着。

进行身体扫描。首先，我们来扫描一下身体的肌肉张力。从头部和颈部开始，集中精力放松这两个部位的肌肉。我发现，轻轻地向左右两侧摆动头部和颈部，活动一下这两个部位，有助于放松肌肉。或者，你可以绷紧头部和颈部的肌肉，然后放松，看看这能否帮助你舒缓紧张和压力。然后，沿着你的身体部位和主要肌肉群（肩膀、手臂、胸部、腹部、腿和脚）向下扫描。接下来，扫描一下身体内部的感觉。依旧是从你的头部、颈部和脸部开始，关注那个身体部位在当下的感觉。也许是压力、热度、衣服的触感或者和椅子表面接触的感觉？关注那种感觉。如果你感觉到某个部位有些紧张，可以试着再次放松那个部位的肌肉。再一次，继续扫描你的身体，关注每个身体区域的感觉就好。我做这两个练习是因为它可以帮助我停止思考，开始关注我自身的感官感受。

进行环境扫描。这就像身体感官扫描一样，不同之处在于，现在你要用你的感官（除了视觉）扫描周围的环境，寻找你听到的或通过其他感官所感觉到的东西。这样做是为了让你产生更多的觉察，仅此而已。时钟在嘀嗒作响吗？你能听到水族馆电机或冰箱运转的声音吗？你能听到暖通空调系统的吹风声、交通的声响、鸟叫或外面的其他声音吗？留意一下它们，然后继续。

为你的头脑**选择一个注意的焦点**，然后关注它。你正在从扫描自己的身体和周围环境过渡到一个稍微困难一些的练习，把你的感官和思维集中在一个反复出现的事物上。我们通常使用的是自己的呼吸或心跳，但也可以是你内部或外部的任何东西（嘀嗒作响的时钟、重复出现的声音）。你选择的关注对象需要满足两个条件，一是你可以很容易地把注意力集中这个地方，二是当你的思维游离了（肯定会出现这种情况），你也可以很容易地把注意力拉回到这个东西上。在开始练习时，有时我会闭上眼睛，专注于自己的呼吸。接着，我会把注意力转移到感觉中前方最远的一个点上，尽管我的眼睛是闭上的。我在看向那虚空，仿佛远处有什么东西会出现在我的精神意象中。如果你觉得这种方式比较陌生或奇怪，那么你不必这么做。找到一个可以让你集中注意力的焦点就好。如果你愿意，你也可以自己创造一个注意焦点，比如轻轻地哼一首小曲，甚至只是在脑海里这样做。

避免思考任何事。尽可能地把注意力集中在你选定的焦点上。当然，在这种状态下，所有人的思绪都会趋向于飘忽不定，你也不例外。所以，如果这时候你的脑子里有想法冒出来，不要担心。只需要注意到它们，在脑海中接纳它们的到来，然后向它们道别，让它们离开。现在，把注意力带回你的焦点。不要沉湎于脑海中的想法，也不要用任何方式去追寻、解释或评判那些想法。只需要留意到它们产生了，然后像释放蝴蝶一样释放它们，再次把注意力带回到你的焦点上。

在关注焦点的同时，对自己的感受保持觉察。我发现，当我专注于我的焦点时，我同样对其他事物有一种高度的敏感，比如我与周围的事物、声音乃至与自身内在状态之间的联系。就像偶尔冒出来的想法一样，我注意到了它们，然后再次把注意力转移到焦点上。这种对周围环境的强烈感觉是感受它们的一部分。很多人觉得，这就是他们感觉自己是周围环境甚至是更大的宇宙的一部分，并与之融为一体的原因。就好像你是一根"线"，被织入了那一刻的现实之布中。大多数人觉得这是一种非常平静和满足的感觉，他们会沉浸在对那一刻和周围环境的感觉中。

在这一连串的瞬间和"当下"中停留 15 分钟或以上，然后睁开眼睛。保持不动。这有点像刚从睡梦中醒来，你只是从视觉上意识到了你周围都有什么。继续放松地呼吸，留意你周围的一切。让你的眼睛环视四周，把一切收入眼底。我喜欢关注房间里周围物品的颜色、纹理、空间布局和其他特征，包括光和阴影的图案，就像一个要画下这个场景的艺术家一样。再一次，尝试不要审视任何出现在脑海中的想法，让它们自由飘走。试着在这一刻停留几分钟。然后，慢慢站起来，回到日常的活动中去。请注意，你将带着对周围事物更敏锐的感觉来参与日常活动，并更多地处于当下，留心自己和周围的环境。

在一天的时间里，不断地做短暂的正念练习。只需要在一天中时不时地抽出一分钟的时间，停止思考，仅仅去感觉、感受和关注当下的那一刻。无论什么时候有需要，你都可以让自己进入这种正念的状态。当你和患有多动症的孩子在一起时，你会需要这种正念练习。所以，可以练习安处在那一刻，为那一两分钟做好准备，然后再继续你一天的生活。我建议你在进入下一个练习之前，先尝试做几天上述这些正念练习。

当你感到有压力时，可以使用 S-T-O-P 法。

1. 停下（stop）你正在做的事。稍做停顿，让自己有时间增进对自身和周围环境的觉察。

2. 深呼吸（take a breath）。慢慢地深呼吸，然后慢慢地呼气。这样做几次，帮助自己平静下来。

3. 观察（observe）。充分地理解自己、周围的环境以及周围可能正在发生的事情——你的内在、你的外在以及周围正在发生的事情。

4. 前进（proceed）。有了这种正念停顿，你就更有可能选择一种适应性更强、更有效、更真诚的行动来处理你面对的情况。这种行动能促进你的长期福祉以及你与孩子之间的关系。

在进入下一节所介绍的练习之前，你应该练习多长时间？我们每个人进入这种正念状态需要的时间是不一样的，你要自己判断自己什么时候准备好了。

在特别游戏时间做关注孩子的正念练习：关注良好的行为

希望上述的练习方法已经向你展示清楚，只要有几分钟的时间，你就可以很容易地进入正念状态。虽然闭着眼睛练习冥想有助于你进入对当下全然觉察的状态，但上述练习的目的是帮助你学会在"睁大眼睛"的状态下练习正念。

这里所说的游戏时间聚焦在孩子身上，需要你每天留出 15~20 分钟的特定时间段，用来和孩子一起玩，去关注她、认可她、了解她、欣赏她，并对她在那一刻的状态保持正念关注。这既是一种有价值的实践，也是一种良好的投资。作为一种实践，它让你为随后全天关注孩子的练习做好准备，尤其是当孩子听从你的要求时。这也是一种投资，它将改善你与孩子的关系，从而回报你所付出的时间。每个人都渴望被欣赏。当孩子感觉到自己是被欣赏的时候，他们会更加尊重那些关心他们的人，而且往往会更愿意听他们的话，通常也更愿意给他们帮忙。

我发现，每周做 4~5 次这样的游戏练习，有助于父母关注和欣赏孩子在这些特定游戏时间表现出来的良好行为和品质。而且，这并不复杂。你肯定知道，那些被评为最佳管理者、最佳团队成员、最好的朋友和合作伙伴的人，和我们在一起时似乎是更关心和欣赏我们的。当我们感觉不被欣赏时，我们经常会换工作、退出团队、和伴侣离婚，或者结束友谊。如果你所做的只是大声命令孩子或与他争论，或者在孩子表现得相当好的时候你却忽视了他——可能你当时正在刷社交媒体或者担忧未来，那么孩子同样也会感觉不被欣赏。下面的专栏 10 给出了在特别游戏时间关注孩子的分步骤操作方法。

专栏 10

关注孩子良好的游戏行为

对孩子游戏行为的关注包括以下几点。

1. 如果孩子未满 9 岁，请每天选择一个时间段作为你和孩子的"特别时间"——如果孩子还没到上学的年龄，可以把这段时间安排在其他孩子上学之后；如果孩子需要上学，或者你需要外出工作，可以把这段时间安排在放学之后或者晚餐之后。每次留出 15~20 分钟。如果你的孩子已经超过 9 岁，每天只要找一个孩子在单独玩耍并享受其中的时间就可以了。停下你手中的事情，按照下面的说明加入孩子的游戏。

2. 对于年幼的孩子，你可以在指定的时间里，对孩子说："现在是我们一起玩耍的特别时间。你希望做些什么呢？"对于大一点的孩子，你可以问问他，你是否能参与他正在做的事情。让孩子选择他想和你一起做的事情——看电视不算。除此之外，把决定权交给孩子。

3. 放松下来，随心加入孩子的活动。当你心烦意乱、非常忙碌或即将离开时，不要启动这段游戏时间。

4. 在观察了孩子的游戏后，你可以开始描述它，表现出热情，让孩子知道你觉得他的游戏很有趣。你可以把自己想象成一个体育节目解说员。年幼的孩子真的很喜欢这个。对于大一点的孩子，你仍然应该对他们的游戏发表评论，但要少说。

5. 不提问，不指挥！这很关键。要避免质疑你的孩子，除非你不确定孩子在做什么，你可以让孩子帮你理解游戏的规则。不要发号施令，也不要试图教导孩子。

6. 偶尔给孩子一些正面的表扬和赞许，或者给出一些关于他的游戏的正面反馈。反馈要准确、真诚，不要过分奉承。例如："我喜欢我们这样安静地玩耍""我真的很享受我们在一起的这段特别时光"或者"看看你做得有多好"。

7. 如果孩子开始表现出不良行为，你只要走开，或者看向其他地方一会儿就行了。如果不良行为持续，那就跟孩子说，今天的特别游戏时间结束了，然后离开房间。告诉孩子，如果他待会儿表现好了，你会再和他玩。如果孩子在游戏中捣乱、搞破坏、出现虐待行为且情况严重，那就像平时一样对孩子进行纪律管教。

有关给予孩子积极反馈和认可的建议

用非言语方式来表达认可

拥抱

拍拍孩子的脑袋或肩膀

充满感情地轻抚孩子的头发

搂着孩子

微笑

轻吻

做"竖起大拇指"的手势

眨眼

用语言来表达认可

"我很喜欢你……的样子"

"你……的时候真是太好了"

"在……方面，你完全是个大男孩 / 女孩了"

"你处理……的方式太棒了"

"做得好！"

"干得漂亮！"

"太棒了！"

"完美！"

"太精彩了！"

"天哪，在你……的时候，你完全像个大人了"

"你知道吗，6 个月前你还做不到这样，你成长得真快！"

"棒极了！"

"哇！"

"等我告诉你爸爸 / 妈妈你……有多棒"

"……这样做太好了"

"这都是你完成的，真棒。"

"你表现得这么好，我们可以……"

"当你……的时候，我为你感到非常骄傲"

"当我们像现在这样……的时候，我总是很开心。"

注：改编自我的另一本书《如何养育叛逆孩子》（第三版）（*Defiant Children*, Third Edition[1]）。Copyright © 2013 The Guilford Press.

---

[1] 此书第三版的中文版于 2019 年由中国轻工业出版社"万千心理"出版。——译者注

练习对孩子的全天正念关注

一旦你确信你能在和孩子一起玩耍的时候保持正念状态，就可以进入下一步：全天保持正念状态。尤其是对于患有多动症的孩子，父母往往倾向于"不节外生枝"——忽略那些没有在捣乱、似乎有事情可做的孩子。父母利用这段时间来完成其他事情是可以理解的，但是这样可能会错过很多鼓励孩子这种独立行为的机会。尤其是如果你只在孩子做出不良行为的时候才关注他们，你就是在无意中教导孩子，行为不端是引起你注意的最佳方式。所以，父母要做与此相反的事情。当孩子在你附近独立做事情时，你可以找机会过去看看，了解他在做什么，然后表达出你对他的认可、赞同和欣赏——在你做其他事情的时候，他能够很好地独立学习或玩耍。

这个过程只需要几分钟，但要记得经常这样做并不容易。你可以尝试在你的智能手机、厨房烤箱或微波炉上设置一个每 20~30 分钟响一次的计时器，或者用老式的弹簧式烹饪计时器也可以。当计时器响的时候，去找你的孩子，如果她表现好，关注这个状态并对她表达欣赏。创造一个孩子必须表现良好才能赢得父母关注的环境，这一点在专栏 11 中也有描述。

在孩子听从要求时练习正念

一旦你习惯了，在特定的时间与孩子玩耍时，或者在不受孩子影响的情况下处理任务或家务时，对孩子保持正念关注，你就可以开始在孩子听从你的要求时做正念关注的练习了。具体步骤见专栏 12。

尽管正念养育并不容易，而且需要大量实践，但你需要尽可能地把它融入你和孩子的相处和互动中。这样做会给你带来很多好处，值得你花时间和精力学习这种方法来养育患有神经发育障碍的孩子。

专栏 11

对孩子的独立玩耍保持正念关注

许多父母抱怨，他们不能正常地打电话、做饭、拜访邻居等，因为孩子会不停地打断他们。当你不得不忙着从事某些活动时，以下步骤可以帮助你教导孩子独立玩耍。

1. 当你要忙着打电话、看书或准备晚餐等的时候，直接给孩子一个指令，告诉他：（1）在你忙的时候他要做什么；（2）向孩子强调，不要打断或打扰你，例如："妈妈要打电话，所以我希望你可以待在这个房间里看电视，不要打扰我。"

2. 在你开始做事情之后，你可以过一会儿停下手中的事情，走到孩子身边，表扬孩子没有过来打扰你。提醒孩子继续完成指定的任务，不要打扰你。然后，继续做你正在做的事情。

3. 一段时间后（比刚才的间隔时间长一些），回到孩子身边，再次表扬他没有打扰你。继续做你的事情，等过了更长一段时间，再次表扬孩子。

4. 随着时间推移，逐渐减少表扬孩子的频率，同时增加你做自己的事情的时间。开始时，每 5 分钟表扬一次孩子，然后延长到 10 分钟、15 分钟。

5. 如果你感觉到孩子要过来找你了，立即停下手中的事情，走到孩子旁边，表扬他没有打扰你，并重新引导他继续完成你交给他的任务。

6. 一旦你完成了你要做的事情，就去特别表扬一下孩子让你完成了任务。你甚至可以定期给孩子一个小小的特权或奖励，奖励他没有在你做事情的时候来打扰你。

注：改编自我的另一本书《如何养育叛逆孩子》（第三版）（*Defiant Children*, Third Edition）。Copyright © 2013 The Guilford Press.

专栏 12

当孩子听从指令时，保持正念关注并表达认可

现在，当你发出指令时，要立即跟孩子反馈他的行为表现。不要只是走开，而要留下来，关注孩子并给出积极的反馈。

1. 一旦你发出指令或要求，而你的孩子开始听从指令，就可以用以下方式来表扬孩子。

"我喜欢你按我说的做。"

"你按我说的做了，非常好。"

"谢谢你按照妈妈 / 爸爸的要求做了这件事。"

"看看你……做得有多好（迅速、整洁等）。"

"你做了……真是个好小伙 / 姑娘。"

2. 如果确实有必要，现在你可以离开一会儿，但一定要经常回来表扬孩子对你的配合。

3. 如果孩子在没有被特别告知的情况下完成了要求或者做了家务，请给他额外的表扬，甚至可以给他一个小小的特权，这有助于孩子记住并遵守家庭规则，而不是总需要家长来监督。

4. 在你每次向孩子提出要求时，都给予孩子积极的关注。当孩子完成了两三个他平时不一定会听从的要求时，要留意到这一点，用心地表扬他。

注：改编自我的另一本书《如何养育叛逆孩子》（第三版）（*Defiant Children*, Third Edition）。Copyright © 2013 The Guilford Press.

原则 *6*

提升孩子的
自我觉察和责任感

如果你已经开始运用原则 5 的正念策略，你就是在用关注和欣赏来鼓励你想从孩子身上看到的行为。同时，你和孩子之间建立了更亲密、更温暖的关系，长远来看这也会给你带来更多的好处。现在，你具备了新的技能，可以让孩子尝试去监督自身的行为，鼓励他继续保持良好的表现，并在事情不顺利的时候承担起责任。

> **问题**：患有多动症的孩子不能监控自己的行为，自我觉察能力薄弱。

正如你从引言中了解到的，多动症儿童在执行功能上的弱点之一就是自我监控能力（也被称为自我觉察）有限。相关的表现是，他们对于自己做出的行为给自身和他人带来的影响缺乏责任感。毕竟，如果你不知道自己在做什么，尤其是不知道自己做错了什么，你就很难为自己的行为负责，也很难承认自己的行为可能会导致某些后果。在不同的情境中，"自我觉察"可能有不同的含义，但我在这里指的是理解自己持续做出的行为和内在感受，并且知道这些行为和感受是否与当下的情境相符、能否帮助我们实现目标的过程。

监控自身行为的能力对于我们在生活各个领域的良好适应有着重要作用。那些意识不到自己在做什么或应该做什么的孩子很难获得成功，因为他们不知道自己能否：

- 在所处的情境中按照自己想要的方式行事；
- 在所处的情境中遵守适当的社会行为准则；

- 用恰当的方式执行任务或与他人互动，从而在所处的情境中达到目标；
- 很好地达到目标；
- 用具有适应性、能够有效促进长远利益的方式行事；
- 在行为表现上，展现出他们能够意识到自己的行为伴随的责任，也能够为自己的行为负责。

也许，你已经见过孩子在上述方面缺乏自我觉察的种种行为表现。你可能曾经一天想问孩子好几次这个问题："你当时在想什么呢？"答案是，你的孩子根本就没有思考自己在做什么，以及这样做会有什么后果。打个比方，如果我们的大脑里有一面镜子，一般人会经常拿起这面镜子来认真地审视一下自己，而多动症儿童的这面镜子比一般人的要小得多，或者已经变形了。

正如阿曼达·莫琳（Amanda Morin）在理解网（Understood）上指出的，儿童的自我觉察应当能够提升他们的自我评价，并且自我觉察不仅意味着能够承认自己的行为，还意味着能够：

- 认识到自己的长处和短处；
- 确定完成任务需要做哪些事情；
- 找出作业中的错误，进行订正或更改；
- 理解和谈论自己的感受；
- 认识到他人的需求和感受；
- 理解自己的行为会如何影响他人。

当研究人员问多动症患者有关他们行为的问题时，他们往往看起来并不像其他人一样清楚自己的行为或表现有多好或有多差。患有多动症的儿童和成人经常报告，他们在完成任务或生活中的表现比其他人更好，或者与其他人水平相当，而实际上他们在学习成绩、友谊和驾驶能力等方面的表现都比其他人差得多。不难看出，这些自我认知上的扭曲是如何给多动症患者带来麻烦的。即使随意一瞥，我们也能知道这些缺陷会给多动症儿童（和成人）带来很多问题。但是，很少有研究关注自我觉察不足给个体造成的影响，而关注如何提升自我觉察以增强自我反思和自我监控能力的研究则更为缺乏。因此，接下来的这个解决方案，在很大程度上是基于常识和我们从其他与自我觉察不足相关的疾病的干预中所得到的认识。

> **解决方案**：使用方法和工具来回顾孩子一整天的行为。

把以下策略当作一个工具箱，选择你认为最适合孩子年龄的方法和工具。科学研究很难评估大脑的内部运作，比如孩子此刻是否在监控自己的行为，但研究可以测量的是孩子是否完成了手头上的任务。在此基础上，家长和教师使用这些指导方法或多或少都能起到一定效果。

示范和培养自我觉察

就像本书中几乎其他所有原则都强调的，你是孩子能拥有的最好的老师。

1. **以身作则**。这是一种非常简单的方法，能够帮助你开始培养孩子的自我觉察。你可以把这看作一种"复盘"——在完成一件注重效率的事情后，你可能也会经常这样做。评估一下你在某个场合的表现，并大声说出你做了什么、做得如何、你认为自己犯了什么错误，以及下次有哪些地方可以做得更好。如果其他人也在场，可以请他们谈一谈自己的感受和对所发生的事情的反应。你可以选择工作中的情境，或者在家里的某个情境，甚至也可以选择自己组织的社交聚会，比如某个派对。你可以在开完家长会之后做复盘，也可以在咨询过自己的律师、财务顾问或医生之后这样做。如果你愿意找机会来做这个示范，那么你不仅能向孩子展示如何做自我分析，以及这可以如何帮助一个人改善行为，而且能让孩子感受到这样做是安全的，也是正常的，不会损害一个人的自我概念或自尊。

2. 讲述一个社交场景。《纽约时报》（*New York Times*）学习网推荐的另一种方法是，去公园、操场或购物中心等地方，让孩子坐在你身边，观察其他孩子的社交表现，通过这种方式来教孩子如何进行社交自我评价。在观察其他孩子的行为时，你和孩子可以扮演电视记者，像讲述新闻事件一样讲述眼前看到的一切。你们可以推测接下来会发生什么，一个孩子对另一个孩子所做的事情会有什么样的感受，以及如果处在那个场景中，你们分别会怎么做。同时，引导孩子注意观察其他人的行为、面部表情或语调等信息，看看这些行为举止在当时的情境下是否妥当。

3. 采访你的孩子。另一种提升孩子自我觉察的方法是采访他们，以温和而友好的方式向他们提一些关于他们的问题。你可以从简单的问题开始——"你有多高？""你的头发是什么颜色的？"——然后转向关于能力和活动的问题："你足球踢得怎么样？""你擅长交朋友吗？""你和你哥哥相处得好吗？"只要问问孩子在学校最擅长的科目是什么，或者她是更擅长画画还是跑步，你就可以帮助孩子思考她的长项和短板。你也可以问问孩子的感受，想想孩子最近一次看起来有些窘迫、飘飘然、沮丧或生气是什么时候，然后问问她当时有什么感觉。不要审问孩子，而要表现出你的好奇和兴趣。当你问这些问题时，你是在给孩子做示范，向她展示她可以如何向自己提出这些自我评价性问题。所以，请用一种类似于自言自语的温和方式来提问吧。

"停下来、看一看、听一听"的随机检查

要帮助人们在情境中进行自我监控，有一个最简单也最常见的方法：随机提示他们注意自己的行为，注意自己相对于某个目标或标准的表现。例如，如果在一个晚宴上，我的妻子认为我说话的声音太大（这是有可能的），或者我们谈论的话题有争议性（这是经常出现的情况），那么她可能会在桌子底下踢我的小腿，暗示我要监控一下自己的言行。举这个例子不是建议你要用踢孩子的方式来提升他的自我觉察，只是想告诉你，我们都可以从偶尔的暗示中受益，停下来关注我们正在做的事情。

1. 如果孩子没有监控自己的行为，可以随机提醒他，并让他承担行为带

来的实质性后果。假设你想让开车的人更加注意限速驾驶，那么在这种情况下，你可以提示司机在开车的时候多看看车速表。美国有些州会通过设置路标来警告司机，他们的车速正在被监控。但久而久之，人们已经习惯了这些静态的提示线索，因此它们不再有效。需要注意的是，提示线索不应该出现得过于频繁（应该随机出现），并且要让司机承担忽略提示的实质性后果。要让司机监控车速，一个保证能成功的方法是在容易超速的道路上随机安排警车巡逻或放置测速摄像头。对你的孩子来说，最好的方式是随机提示他停下来，检查自己在做什么，以及自己的行为是否符合规则或目标。你可以为孩子设定某些行为的后果，这样他更有可能自己主动这么做，并从中积累经验。

2. **用计时器来提醒自己给出提示**。当你和孩子在一起的时候，试着随机做一次自我检查。你可以问孩子"怎么样？"并以此作为开始的线索。这里最难的部分不是你要选择什么提示内容，而是你要如何记住给孩子提示。你可以使用智能手机上的闹钟功能、秒表或其他计时设备来提醒自己。你也可以试试烤箱、微波炉上的定时器，或者老式的简易弹簧式烹饪定时器。只要设置不同的时间间隔，让计时器以某种随机顺序启动即可。你可以把计时器设置为 5 分钟、20 分钟、10 分钟、3 分钟、25 分钟，诸如此类。每次闹钟响就是对你的提示，让你提醒孩子做一个"怎么样？"或"停下来、看一看、听一听"的检查。告诉孩子，当你说"好，是时候停下来、看一看、听一听了"的时候，他就应该停下来，想想他刚才在做什么，然后告诉你，并评估一下自己在当下的表现。如果孩子有任务要做，那么他应该告诉你他认为自己离完成任务还有多远，自己的进度是快还是慢。

3. **考虑使用图片提示**。在为多动症儿童或自闭症儿童创设的教室里，老师或助手会使用图片提示。他们有时会在压舌板或雪糕棍的末端贴上印有小小的停止标志、大眼睛和大耳朵的图片。老师会举起一根贴有图片的木棍，在某个孩子的眼前来回晃动，提醒她停下来，监控一下自己在做的事情。显然，在孩子没有把注意力放到她应该做的事情上时，老师最有可能使用这样的提示。你也可以在家里试试这个方法。把这些图片从网上下载下来，或者自己画出来，贴在木棍上，这样你就可以在孩子做活动的时候用这个工具提醒她了。在孩子做作业或家务的时候，当她有朋友过来玩的时候，或者当她在参与活动而事态听起来不太妙的时候，这种非言语暗示都可能会派上用场。但你不仅可以在孩子注意力不集中、不听从指令或开始搞破坏的时候这样提示她，即使孩子能够保持专注、表现良好、听从指令、与他人相处融洽，你也可以随机给出这样的自我监控提示。

海龟技术

几年前，当我在一所公立学校为患有多动症的幼儿园孩子做教学指导时，我们教导孩子们，每当我们对他们说"海龟（turtle）"这个词的时候，他们都应该表现得像一只惊讶的海龟——把胳膊和腿向两侧张开，慢慢地移动脑袋来观察情况。然后，他们要做一件海龟不会做的事情：问问自己，这个时候应该做什么。接着，他们要告诉老师自己该做什么。随后，孩子们可以"从海龟壳里出来"，做老师要求他们做的事情。尽管幼儿园的老师更倾向于在孩子不听话的时候使用海龟技术，但我们鼓励他们在孩子表现良好的时候也用这个方法。我们这么做同样是为了提升孩子对自身行为的普遍自我觉察，而不仅仅是针对不当行为的意识。能够在老师的提示下扮演好海龟的孩子可以得到奖励，老师会用可洗墨水印章在他们的手背上盖一只小海龟。当天晚些时候，孩子们可以数一数自己手背上有多少只海龟，然后把它们兑换成游戏机会，用来玩存放在教室里的特殊玩具。海龟印章也可以用扑克筹码或其他代币代替。同样，父母在家也可以用这种方法来提升多动症孩子自我监控的意识。

镜像法

几年前，我接触到一项针对多动症儿童的研究。研究人员让多动症孩子在学校对着镜子完成学习任务，考察孩子的表现会有多大程度的改善。出人意料的是，在没有老师额外干预的情况下，孩子们完成的任务数量有了显著增加。想一想，你能否用类似的方法，比如在一个相对狭小的房间里放一面镜子，让孩子在房间里做作业或者完成其他任务时变得更加自觉。

另一种选择是在孩子面前架起一个平板电脑或智能手机，打开相机并翻转摄像头，这样孩子在做事时就能在屏幕上看到自己了。当然，这也有可能给孩子带来诱惑，导致孩子在屏幕上玩起游戏而不是专心做事。但即使是只用一面镜子，孩子也可以对着镜子里的自己做滑稽的表情。所以，家长要做个实验，看看这两种方法是否对孩子有用。

为年龄较大的孩子提供谨慎的提示

年龄较大的儿童和青少年可能不希望同龄人看到别人用语言提示自己，因此研究人员提出了一些提示儿童的非言语方法。这些方法不仅可以在学校教室里使用，也可以在有他人在场的其他情境下使用。

1. **回形针提示法**。对于那些倾向于逃避任务或违反课堂规则的青少年，我们会和老师们一起合作，一边在教室里四处走动，一边摆弄手里的回形针，然后小心翼翼地把回形针放在分心的青少年旁边，提醒他回到自己的任务上。回形针也可以用其他物品代替，只要事先告诉青少年这个物品有什么含义就可以了。我认识的一位家长会在家里用一张特定的扑克牌来提示儿子回到他应该做的事情上。

2. **随机录音法**。在职业生涯的早期，有一年我参与了一项为 8~10 岁的多动症儿童设计和管理教室的工作。为了让孩子们在课桌前完成任务的时候更清楚地意识到自己在做什么，我们制作了一盘随机播放铃声的磁带。铃声可能在 15 秒后响，然后过 2 分钟之后响，然后是 5 秒、3 分钟、30 秒，等等（就像警车会随机出现，提醒司机监控车速一样）。铃响时，孩子要停下来问问自己，他们是不是在做给他们分配的工作。如果是，就在索引卡的加号（+）列中打钩。如果不是，就在减号（−）列中打钩。在任务或活动结束时，他们要根据加号和减号的数量计算总分，用自己得到的分数赚取积分，并在晚一点的时候用来兑换特别游戏时间、特殊玩具的使用权或小零食。老师会扫视四周，确保没有人作弊。这个系统非常有效，孩子们按时完成了超过 95% 的课堂任务，尽管他们患有多动症，而且很容易分心。孩子们在做课堂任务时的自我觉察似乎有了很大的提升，甚至会对自己嘀咕，如果想拿最高分，自己需要如何专注地做任务。你可以在孩子做作业、做家务或者和兄弟姐妹一起玩的时候用同样的方法。

3. **振动提示系统法**。与随机声音提示系统类似，一家公司开发了一种名为"振动帮手（MotivAider）"的产品，它不是用铃声或音调，而是用短暂的振动来提示用户。这个正方形的小装置可以系在腰带上，也可以放在衬衫口袋里，或者夹在衣服的其他地方。设备的正面有一个数字计时器，用户可以用按钮来进行设置，让计时器按照某个时间间隔（比如每3分钟或5分钟）振动。当设备振动时，孩子要检查自己是否按要求在完成任务。设备上还有一个按钮，可以让设备按照随机的时间间隔振动。这种设备本身就可以用作一种提示自我监控的手段，但它也可以变成奖励系统的一部分，就像录音带一样。当设备振动时，如果孩子在完成自己的任务，那么她可以在卡片上记一分。当然，这个奖励系统更难监督，因为家长或老师可能不知道设备什么时候会振动。因此，要给孩子一些信任，相信他们会遵守奖励计划的规则。或者，家长也可以不设奖励，仅仅把这个设备当成一个非言语提示系统。

让孩子视自己为榜样

这是一种提升自我觉察的方法。我第一次了解到这种方法，是在针对社交缺陷和与自闭症谱系障碍相关的其他问题的治疗的研究中。研究发现，这种方法能很好地改善患儿的社会行为。孩子都非常喜欢在智能手机上看到自己与其他孩子玩耍的视频，而且过一段时间之后还能回忆起，别人是如何表扬自己在与他人相处时做得好的地方，以及当自己与他人的互动出现问题时，别人给出了什么建议。虽然这种方法原本是用于提升自闭症儿童的社交技能，但我认为这项技术同样可以用在多动症儿童或青少年身上。如果你尝试使用这种方法时，你可能会发现，孩子更可能记住自己和其他孩子一起玩过，并且知道下次要如何更好地和小伙伴们互动。另外，我认为这种方法还可以应用在特定的问题情境中，用来提升孩子的自我觉察，哪怕问题不在于孩子与同伴相处时的社交行为。家长可以在一天中的任何时间给儿童或青少年拍几分钟的视频，视频内容可以是孩子做家务或其他任务、与兄弟姐妹玩耍、做作业，或者与同龄人互动（没错，就是最初给自闭症儿童拍摄的场景）。这个方法大致是这样的。

当孩子在你身边做着某件事情，而你感觉有必要给他一些行为或社交技能上的反馈时，你可以用手机给他录一段几分钟的视频。录像时，注意不要表现得太明显或者过度介入孩子的活动，但同时，你也不一定要偷偷摸摸地拍。在活动结束后，给孩子看你拍的视频，和他讨论一下视频里记录的行为。先讨论孩子做得恰当的积极行为，然后谈谈孩子（和你）在视频中看到了哪些值得改进的地方。和孩子聊一聊，在当时的情况下，做些什么可以起到更好的效果。

睡前的"一日回顾"时间

长期以来，父母都在利用睡前时间和孩子们一起回顾一天的生活。你可以在这个日常仪式中和孩子回顾一下这一天里哪些时候比较顺利，哪些时候不太顺利，从而帮助她提升自我觉察。请记住，家长要避免在这个时段列出孩子一天中的"罪状"，而要用一种温和的态度去和孩子讨论。试着从回顾自己的一天开始（参考上文中大人给孩子做示范的方法），然后引导孩子回顾她自己的一天。如果孩子似乎记不清当天做了哪些主要活动，那么你可以给他们一些温柔的提示。大一点的儿童和青少年可能更适合写一篇日记，记录当天发生了什么，哪些事情进展顺利，哪些事情进展不顺，以及下次可以如何更好地处理发生的问题。

教孩子正念冥想

在原则 5 中，我鼓励你学习正念，从而对你与孩子的互动有更清醒的觉知。你的孩子也能从正念中受益。十多年前，当时在加州大学洛杉矶分校担任研究科学家的苏珊·斯莫利博士（Susan Smalley）做了一项试点研究。在这项研究中，研究人员教多动症儿童做正念和与之相关的冥想练习，目的是减轻他们多动症的症状。斯莫利博士报告了一些令人鼓舞的积极成果，但是这项研究在很多方面都存在瑕疵，所以它并没有提供确切的证据去证明多动症儿童或青少年可能从这类治疗中受益。随后的研究尝试对多动症儿童进行正念教学，研究结果喜忧参半——有些家长报告多动症儿童的行为有所改善，但有些研究发现，未参与治疗计划的教师没有在儿童身上发现任何变化。在患有多动症的青少年身上，研究取得了更好的效果，教师确实注意到参与研究的青少年的多动症症状有所改善。但是，我需要再次提示本书的读者，正如近期的学术评论强调的，这项研究并不是很严谨，因此需要更多精心设计的研究来确定这种方法的有效性。即便如此，有些家长报告称，参加正念和冥想课程似乎让孩子的自我觉察得到了提升。所以，如果你身边有这样的课程，并且你认为自己的孩子可能会从中受益，那么让孩子尝试一下也没什么坏处。正念甚至可以为你的孩子提供一套管理压力和自我调节情绪的方法，就像你可以从正念中学习的一样（见原则 5）。有几本书可以帮助父母教导孩子练习正念（见本书末的"资源"部分），其中至少有一本书是写给孩子看的，比如苏珊·韦尔德（Susan Verde）和彼得·雷诺兹（Peter Reynolds）写的《我很平静：一本正念之书》（*I Am at Peace*：*A Book of Mindfulness*）。

> **问题**：如果不追究孩子的责任，他们不可能坚持很久。

多动症儿童在完成任务或听从指令方面存在问题，因为他们根本没有注意到自己在做什么。上述自我监控策略有助于他们更加了解自己和自己做出的行为，进而在学校和其他地方有更出色的表现。但提升自我觉察只是这个过程中的第一步。第二步是让他们为自己的行为和取得的成果（或未能取得的成果）负责。

正如我在引言中讨论的，执行功能缺陷导致多动症儿童很难独立完成任务，很难激励自己在一段时间内持续做与任务相关的事情，难以遵守规则、承诺和约定，甚至难以记住他们答应的事或别人告诉他们要做的事。如果要做的项目是长期的或者存在延时，那么多动症儿童就更难依靠自身的力量来按时完成了。此外，多动症孩子还会发现，他们很难对自己的行为负责。由于他们容易冲动，所以他们更有可能在事情没做好或者行为不当时迅速推卸责任，转而责备他人。他们甚至可能会为自己的行为撒谎，隐瞒自己到底是不是做错了什么。

出于上述原因，如果多动症儿童想要提升自我觉察、达成目标和做出负责任的行为，那么他们就必须学会对他人负责，并且在这方面他们必须比其他同龄人更频繁地接受训练。他们最终可以学会为自己的行为负起更多的责任。但在一开始，他们需要你的帮助。你会发现，你的努力会带来回报。你只需要学习一些方法，让孩子学着承担责任，这能够消除你和孩子之间的很多冲突和指责，让你们彼此都生活得更轻松。你将和孩子携手合作而不是相互争执，这才是我们希望与孩子建立的关系。

> **解决方案**：让他们更多地承担责任。

做一个负责任的人意味着要对很多事情负责，包括自己的行为、自己答应做的事，也要遵守所处场合中的规则或别人给出的指示，以及正确地管理自己的情绪。显然，在你运用本章第一部分的策略帮助孩子提升自我觉察之后，你就帮她打下了一个良好的基础，让她学会对自己的行为负责。这个过程中，你在引导她走向成功的成年生活。

养成检查责任的习惯

除了加强孩子的自我监控之外，你还可以通过多种方式提高孩子的责任感。一个显而易见的方法是，在他们应该做被分配或自己答应做的任务时，你要更频繁地检查或监督他们。一次有效的检查包含以下内容：

- 让孩子告诉你他在做什么，即便你已经亲眼看到了；
- 给孩子一些鼓励、表扬和其他形式的认可和积极反馈，不光要关注孩子到目前为止完成了多少任务，而且要关注他诚实地汇报了自己的所作所为。如果你愿意，也可以针对他目前完成的任务，给他一些小小的奖励；

- 告诉孩子，你知道他能完成这个任务；
- 告知孩子，你很快会再次检查，看看他在做什么以及任务的进展如何。当我们知道别人会让我们对自己做出的承诺负责时，我们更有可能履行这个承诺。

在检查时，关键在于你要用积极的语言来提问，提升孩子的自我觉察和自我责任感。这样的谈话和单纯为了让孩子服从指令的谈话之间存在重要区别，我建议你尽量少用后者（见原则 7）。以下列出了一些家长认为有用的小诀窍，能够大大增加检查的有效性。

1. **将任务进行拆分**，分解成一个个小任务，每个任务的工作量比其他孩子能够单独完成的任务量要小。比如，不要一次性给孩子布置 25 道数学题，只给他 5 道，并且经常检查，或者让他在做完这 5 道题后告诉你。随后，你可以对他表示肯定，表扬他做完了这些数学题，甚至给他一个奖励，然后再给他布置 5 道数学题，等等。每次你只需要设定一个相对简短且易于实现的目标，同时鼓励他努力完成。在完成任务的过程中经常休息，有助于多动症儿童更好地集中注意力和自我激励，这样他在做事情的时候会更专注，能够坚持完成你给他布置的下一个小任务。（如果你觉得这听上去像在浪费时间，请记住，这是一种更有建设性的方法，是在利用你原本可能花在唠叨孩子上的时间来帮助他完成任务。另外，还要记住原则 4 的建议，当你遇到经常与孩子产生冲突的情况时，明智的做法是牢记目标，让方法服务于目的。孩子在做作业或者干活，你希望这段时间以什么样的方式结束？你希望周围充斥的是你的吼声和孩子的哭喊，还是一种相对平静的气氛，伴随着孩子内心的满足感——因为他刚刚完成了工作，甚至可能做得很好？）

如果你发现孩子无法完成你分配给他的小任务，你可以考虑把任务量分解得再小一些。你需要确定孩子在某一类任务上的注意力集中时间有多长，在此基础上对任务进行拆分，保证你分配的任务量与孩子的注意力集中时间相适应。

2. **按照时间间隔分解任务**。你可以让孩子先工作 3 分钟、4 分钟或 5 分钟，休息 1 分钟，然后再安排 5 分钟的工作。对于大一点的孩子，你可以把这个时间间隔延长到 10 分钟，休息 3 分钟，然后再工作 10 分钟。这种方法更适合某一类任务，如打扫房间、清空洗碗机、布置桌子以及在院子或花园里工作。这些家务或任务并不像上面提到的数学题那样涉及更多独立的工作单元，它们很难根据工作量被划分为相等的工作份额，所以根据工作时间来划分是更加合理的方式。

3. **让检查变得不可预期**。如果你不打算分解任务并监督孩子的进度来提升他的自我觉察，那么你可以在随机的时间点检查孩子的任务完成情况。当孩子不知道你什么时候会去检查时，如果她想最大限度地从你那里得到积极的关注和反馈，最好的策略就是好好表现，接着做你给她布置的任务。

4. **考虑使用婴儿监视器来监督孩子**。如果你看到和（或）听到孩子好像开始分心了，你就知道这时候要立刻进入孩子的房间，进行监督检查。许多父母告诉我，在孩子刚开始走神的时候就出现在他们身边，有助于他们保持责任心。

5. **责任感检查不仅是为了让孩子完成任务，也不仅是为了纠正孩子**。即使不需要完成任何工作，多动症的孩子也需要家长更频繁地监督和关注自己，不管他是在玩耍、看电视，还是在做手工项目。检查孩子在上述所有情况下的状态，有助于提升孩子对自身行为的责任感，也可以让你知道他们是安全的，并且表现良好——这两点对多动症儿童来说都是更困难的。当你发现孩子表现良好并遵守规则时，一定要简单地表达一下你的赞赏和对他的爱，鼓励他再接再厉。相反，如果孩子行为不当，你可能要设定一个负面的后果，如扣掉代币或积分，或让孩子失去他原本期望在当天晚些时候获得的特权。对于更严重的违规行为，你可能需要启动计时隔离（time-out）。在可能的情况下，你都应该强化积极的一面，但也要让孩子学会承担责任，包括让孩子承受违规带来的消极后果。

　　6. 让其他人也参与你的责任培养计划。与重要的人分享成功会让我们更有动力去完成目标，或者继续做我们答应做的事情。因此，你可以告诉孩子，如果她完成了指定的任务或在你监督的情况下表现良好，你会用手机拍一张照片，然后你们可以一起把照片发给一个她很重视的人，比如父母中的另一方，孩子最喜欢的叔叔、阿姨或祖父母。

用行为报告卡帮助孩子增强责任感

　　有时，你是无法在孩子身边频繁地监督他的，比如当孩子和保姆在一起、在家里和小伙伴玩耍、参加宗教教育课程，或参加某个有组织的俱乐部、体育活动或其他活动（如童子军）的时候。如果孩子不在你身边，你可以使用行为报告卡，让他为自己的行为负起责任。

　　你可以复印下一页的行为报告卡，也可以在电脑上自己制作这样一张卡片。在这张行为报告卡中，我列举了多动症儿童在不同情况下通常难以完成的各种行为。右边的几列是编号的，表示的是特定的时间间隔，例如每15 分钟、20 分钟或 30 分钟。这是在某个活动或事件中负责看护孩子的人的评分频率。但这里只是提供一个大致的参考，看护人并不一定要严格遵循这些时间。看护人也有自己的事情要做，但只要一有时间，就应该尽量去给孩子评分。看护人可以简单地用 1（表现不佳）到 5（表现出色）给孩子在当前活动或场合中的表现评分。年幼的孩子比大一些的孩子更需要频繁的监督、反馈和评分，所以请为他们设定更短的时间间隔，甚至可以降到 15 分钟。当然，评估的频率还取决于孩子参加的活动类型，以及看护人多久能给孩子做一次卡片上的评估。

　　无论孩子计划参加什么活动，你都可以把这张卡交给活动中孩子的看护人，礼貌地请他 / 她给你的孩子评分，看看孩子在活动中的表现如何。大多数看护人都会很高兴看到你想知道孩子在他们监督下的表现，以及你为他们提供了一种在活动中管理孩子的方法。但是，在评估的时间间隔方面你可以灵活一些，因为如果这是一项有组织的活动，看护人通常还会有许多其他必须完成的事情。

行为报告卡

儿童姓名 ＿＿＿＿＿＿　　　　　　日期＿＿＿＿＿＿＿＿＿

看护人 ＿＿＿＿＿＿＿　　　　　　事件＿＿＿＿＿＿＿＿＿

　　指导语：请在下面各栏中给孩子的行为评分。1 分（表现不佳）最低，5 分（表现出色）最高。每次评分的时间间隔 = ＿＿＿＿＿＿分钟

行为	时间间隔					
	1	2	3	4	5	6
关注看护人						
服从指令						
与其他孩子相处融洽						
展现出符合年龄的、良好的情绪控制能力						
展现出符合年龄的、良好的冲动控制能力						
与看护人相处融洽						

　　注：选自 Russell A. Barkley 的《多动症孩子养育指南：给父母的 12 项原则》。Copyright © 2021 The Guilford Press.

　　活动结束后，当你去接孩子时，请花点时间与看护人（如果他／她有时间）以及你的孩子一起，简要回顾一下行为报告卡上的内容。看护人对孩子的总体印象如何？接着，和孩子私下聊聊报告卡上的各项评分。首先关注一下孩子最积极的行为，表扬孩子在那个方面的表现。其次，看看消极一些的行为，问问孩子是什么原因导致了较低的评分。接下来，再问问他下次能做些什么来获得更高的评分。这样的谈话是为了提高孩子的行为自主性、自我评价和责任感。最后，把报告卡上的分数加起来，得到的总分就是奖励积分。孩子可以用这些积分来找你兑换特权。

　　当然，你必须制定一个奖励清单来配合这个行为报告卡系统（请参阅原则 7）。如果你已经制定了奖励清单，那么只需使用既有的奖励系统，将报告卡上的积分和购买在既有系统中设置的特权挂钩。把奖励清单从头到尾看

一遍，确定每一项特权需要多少行为报告卡上的积分。

另外，设想一下你自己可能会在哪些特殊场景中用到类似这样的行为报告卡，比如朋友来访、其他孩子来家里玩、你和孩子一起参加聚会、俱乐部或体育活动。在这些场合中，你就是孩子的看护人。你要做的只是制作一张卡片，并在卡片上确定你要监督的行为类型。所以，请发挥你的创造力，思考一下你要如何使用这个行为报告卡系统。它几乎适用于所有情境。在某些情境下，你可能希望更密切地监督孩子的行为，并根据他的表现来奖励他。

同样，你也可以用这个行为报告卡来监督孩子在学校的表现，并把它和家庭奖励计划（如积分或代币系统）挂钩，帮助孩子改善在学校的行为和表现。对这套方案的完整说明可以在《如何养育多动症孩子》（第四版）中找到。

使用行为报告卡进行自我评估

在特定情境下使用行为报告卡几周后，可以考虑让孩子在卡上给自己打分。你只需要让孩子在活动期间定期填写报告卡（或在没有监督的情况下填写报告卡），在卡上的重点关注行为列表中给自己打分。在有看护人的活动中，孩子必须向负责活动的成年人出示卡片，确认对方是否同意自己的自我评分。这种方式还给了孩子一个和看护人进一步讨论的机会，了解自己在活动中的表现以及下次可以做得更好的地方。在使用卡片进行自我评估几周后，如果孩子在相同情境下不再出现行为问题，就可以减少使用或完全不用行为报告卡。

通过社交承诺提升孩子的责任感

对于年龄较大的孩子，特别是患有多动症的青少年（在这一点上，或许是所有青少年），一个能够有效帮助他们完成任务的方法是：让他们承诺和别人一起做这件事情。体育锻炼就是一个很好的例子。你可以在嘴上说你会为了改善健康而去跑步，但是研究表明，如果你承诺和另一个人一起做这项运动，那么你实际上经常参加这项运动的可能性会高得多。朋友、邻居、同事、亲戚，甚至你在健身俱乐部遇到的会员，都可以成为你的运动伙伴。我记得当我 20 多岁的时候，我第一次开始把跑步作为一种锻炼的方式。我发现，如果我事先和我志趣相投的邻居约好，我更有可能会在上班前早早起床去跑步。周末的时候，我还和关系好的朋友、同事一起训练长跑，甚至还参加了几次马拉松。

对于大一点的儿童或青少年来说也是一样。生活中其他人如何感知自己、是否重视自己，这一点可以成为孩子的一个重要动力来源，有效地激励他参与自我提升的计划及完成承诺要做的任务。所以，想想孩子身边的朋友、同学或其他邻居的孩子。他们能否帮助你的孩子提升完成任务的可能性和责任感？你的孩子能每周和同班同学一起学习或做几次家庭作业吗？他能和朋友或同学一起复习一次重要的考试吗？在孩子和伙伴一起学习时，你需要确保对方是一个品行良好的青少年，能够激励你的孩子更有效地完成任务，而不是一个同样可能存在行为问题的孩子。否则，这可能会带来灾难性的后果，因为两个孩子会分散彼此的注意力，根本完成不了任何任务。如果你有条件，或许可以请一位家教，每周花几个下午和孩子一起学习一门她在学校很难掌握的课程。再强调一次，如果孩子需要对另一个人（在这种情况下是她的家教）负责，那么她更有可能会去学习、努力工作和自我提升。

如果孩子想要加入一个有组织的运动或俱乐部，想想有没有哪个孩子认识的人可以一起加入，这样他更有可能持续参与组织的活动？父母也可以扮演这个角色。但是，研究表明，相比于父母，儿童和青少年更看重同龄人对自己的印象。这也是为什么孩子的同龄人比父母或兄弟姐妹更有可能激励他们完成任务或自我提升。

明确家规、贯彻到底，以此提高孩子的责任感

孩子很难对自己的行为负责，有时我们也有责任，因为我们期望他们遵守的规则并不总是明确的。更有可能的是，我们已经制定了家里的规则，但却没有贯彻到底。我们甚至可能会自己打破规则，同时告诉孩子仍然要遵守这些规则（让孩子"听其言"而不是"观其行"）。

要让家里的规则变得更清晰，一个很有用的做法是把最常见的规则写在一张图表上。尤其是那些多动症儿童或青少年最常打破的规则。把孩子在家里最容易违反的规则写在一张海报上，然后贴到冰箱正面或者家里其他显眼的地方。这样一来，孩子就没有理由不清楚规则了。

然而，真正的诀窍在于把家规贯彻到底。如果家长只是偶尔执行规则，或者执行时并没有一视同仁，又或者孩子可以通过与父母争论或指责他人来给自己违反规则的行为开脱，那就没有责任或责任感可言了。因此，把家规写在海报上既是对孩子的提醒，也是对父母的暗示，提醒父母应该在家庭中（始终如一地）严格执行家规。海报还有第三个作用，那就是提醒家长：孩子遵守了规则要鼓励，违反了规则要承担相应的后果。有些家长认为，在海报上详细说明孩子遵守和违反规则分别会获得或失去多少点数或代币，是一种非常有效的方法。

还有另一个方法可以提高家庭规则的清晰性和一致性，那就是运用本书原则 12 中的过渡计划。在儿童或青少年开始参与某项活动之前，家长可以与他们一起制定和回顾这项活动或相关场合的规则，这显然有助于提高他们的责任感和遵从性。并且，家长还需要向孩子明确，在特定的情境中，遵守或违反规则分别会带来什么结果，让孩子了解遵守规则可以获得的回报，以及违反规则将产生的负面后果，从而进一步帮助他们提高责任感。此外，家长还可以在整个活动的过程中给孩子提供频繁的反馈，这也是一种提升多动症儿童或青少年的责任感的方式。

在本章的开头，我谈到了孩子的执行功能，以及为什么原则 6 对多动症儿童的父母如此重要。在本章的末尾，我依然想谈谈执行功能。当我们说我们需要觉察自己的行为、反思自身行为是否能服务于我们要达成的目标时，我们实际上是在描述元认知。在一些理论中，元认知是所有执行功能中最复杂的一项，需要很多年才能发展出来，并且可能要在孩子 20 多岁时才会完全发展成熟。理解了这一点之后，你不会再指望一个 7 岁孩子能够理解自己到底哪里犯了错，将来又要如何改变这种状况。元认知的发展需要大量的指导和经验，对于多动症儿童来说，这一过程可能需要更长的时间，甚至也需要来自父母、老师和其他成人的更多帮助。因此，从现在开始着手准备是有道理的，但同样有道理的是，不要对一个多动症儿童（甚至青少年）怀有过高的期待。

原则 **7**

多触摸，多奖励，少说话

如果你问任何一位家长："抚养多动症孩子最大的挑战是什么？"你很可能会听到一些类似"让孩子做他应该做的事情"的回答。事实上，多动症儿童很难开始、坚持和完成任务，这常常导致家长一天中的大部分时间都在下命令、提要求和做提醒。正如原则 4 所指出的，这很容易导致冲突，也正因如此，我们要优先考虑真正需要做的事情，这样就可以减少你给孩子下达命令的数量。

培养孩子的自我觉察，教会孩子负责任（最终目的）——参考原则 6，这可以帮助孩子做他应该做的事情，但是你仍然需要为他提供必要的脚手架[1]，以一种正念的方式去觉察你的孩子正在经历什么（原则 5）。当你真的必须告诉孩子开始工作并将其完成时，学习最好的口头指导方式。在本章中，我将向你展示如何提出这些要求，以及如何添加一些激励措施，这样孩子也能少听到一些不可避免的唠叨。

> **问题**：多动症儿童的父母说得太多。

如果你读过原则 6，你就知道我完全赞成某些类型的家长谈话。对于多动症儿童的父母来说，社交叙事、评估自身行为并大声说出来，以及用以促进孩子自我觉察的精心设计的非正式谈话都是很重要的策略。然而，许多多动症儿童的父母却在不断地发号施令、长篇大论或者央求孩子去做些什么。你可能意识到，你对多动症的孩子说得太多了。你知道，如果孩子不听或不

---

[1] 英文原文为 scaffold，代指用来帮助儿童完成任务或解决问题的各种辅助物或辅助手段。——译者注

服从你的话，说多少也是行不通的。但也许你坚持这么做只是因为你不知道还能做什么。原则 4 告诉你——重新考虑优先事项，有些你要求孩子去做的小事就顺其自然吧。但是，当孩子真的必须完成一些事情，而你所说的话毫无作用时，又该怎么办呢？

下面这个场景听起来熟悉吗？大约一小时后有客人要来，就在这时你发现刚打扫干净的客厅被你的多动症孩子弄得一团糟。所以，尽管你很恼火，你还是态度很好地要求他把玩具放好，然后他说："好吧，妈妈，等一下。"几分钟后，你发现孩子还在一片狼藉中玩，因此你重复了要求，这一次你告诉他客人几分钟后就要来了，他需要马上开始打扫卫生。他说："好吧，好吧。"然后你离开了，几分钟后回来却发现什么都没变。这次你解释说，敏妮姨妈和曼尼叔叔年纪大了，会被那些小玩偶绊倒而受伤，他真的需要把这些东西收起来。他还是没有行动。因此，你加上了一个威胁：如果小莫蒂不马上行动，那么大人们聊天时就不允许他在房间里玩电子游戏。如果这也失败了，你会用更高、更严厉的声音重复前面所有这些话。也许你想试着让你的伴侣参与这场"战争"，希望他能够说服孩子完成这项任务，或者你认为两个人总比一个人更有说服力。

在整个过程中，孩子完全无视你，最终他以愤怒和抗辩回应你的请求。随着你的声音越来越大、情绪越来越激烈，孩子也是如此。现在你的解释已经彻底沦为争吵，而且这是一场赢不了的争吵。你还在继续说话。就好像父母认为多动症孩子是因为有信息缺失障碍才不顺从自己的，而增加话语量就能纠正这个问题。

但事实并非如此。在引言中，你已经了解了，当你为多动症孩子详细解释他们为何要做你所要求的事时，他们为什么不能更好地控制自己的行为。

- 语言不能很好地控制他们的行为。他们大脑中语言互动和行为指导的那部分功能不如其他孩子发展得好。
- 他们的问题是行为障碍（做他们知道的事），而不是认知障碍（知道该做什么）。所以，再多信息也不能很好地让他们去倾听和服从。

- 他们缺乏自我激励。这意味着，当他们必须激活并维持自己的行为去做一些不好玩或不值得的事情时，他们不太可能开始或完成它。坚持不懈并不是他们的长处。

- 他们很容易分心，尤其是在完成任务时。他们身边的任何事情，如果比你给他布置的任务更有趣或更好玩，都可能吸引他们的注意力和行为，使他们再次脱离任务。

- 在工作记忆（记住他们应该做什么）方面的缺陷会使他们很难完成你要求的任务。

- 大约 65% 的多动症儿童也有对立违抗障碍。他们的行为包括固执、漠视、顶嘴、争吵、口头蔑视，你努力想让他们按要求去做，而他们甚至会在身体上做出抵抗。

面对这一切，父母该怎么办？

解决方案：多触摸，少说话。

无论何时，当你必须要求孩子为你做些什么，或表扬她所做的事情，或斥责她没有做或做错的事情时，试着按下面的建议来做。

1.**去孩子身边**。不要试着在楼上、隔着一个房间，或者从同一楼层的另一个房间跟他说话。离得越远，你的言行可能就越没有效果。所以在和孩子说话之前，先站在他旁边。

2.**触摸孩子**。将你的手放在孩子的肩膀、手臂或手上，或用手指轻轻地触摸孩子的下巴。无论你用什么让你感觉舒服的姿势，都能表达你对孩子的爱，引起她的注意。对于什么是亲密和爱的标志，什么是不愉快的，每个孩子的认知是不同的，所以此时的行为自然要基于你对孩子的了解。但无论你做什么，都要触摸孩子，因为这在表达情感的同时，将在很大程度上让你们的互动变得个性化。

3.**看着孩子的眼睛**。只要可能，请直视孩子，而不是对着他的后脑勺或头顶说话。大多数人发现眼神交流会增加互动的影响和重要性，孩子也一样。是的，有些孩子会害羞，有社交焦虑，或处于自闭症谱系上，任何一种原因都会使他们更难与他人进行眼神交流。或者，这可能会导致他们短暂地把目光从你身上移开，发现你的直视令人不安。但至少在最初要与孩子进行眼神交流，建立心灵联系。

4.**简单说出需要说的话**。使用简短、直接的短语！对孩子说的话要不多不少、简明扼要。如果你想让孩子完成某件事，请准确而坚定地说："我要你现在就去拿你的玩具。"（这是为了避免反复叙述要求，或者避免为孩子是不是按要求完成了你分配的任务而争吵不休，请参阅下面的专栏 13。）

专栏 13

用家务卡防止争吵

如果孩子年龄够大，可以在家里做一些家务并且能识字，你可能会发现为每项工作编一张家务卡很有用。使用 8 厘米 ×13 厘米的档案卡或类似的卡片，列出做家务的正确步骤。当你想让孩子做家务时，只需要把卡片递给孩子，并说明这是你想让他做的。这些卡片可以大大减少对于孩子是否正确完成了作业或家务的争论。你也可以在卡片上标明完成任务需要多少时间，然后设置计时器，这样孩子就能准确地知道什么时候要完成任务。

- 如果你要下达指示或命令，一定要用公事公办的语气，清楚地表达你的意思。不要大喊大叫，要直截了当地说。
- 如果你要感谢或表扬孩子，那就要说得愉快、真诚、简短，并且要说得有意义，比如"你听我说，照我说的做，我真的很高兴"或者"谢谢你帮我卸下洗碗机，把盘子放好"。要真心实意。语气要真诚，带着赞许和喜爱，不夸张。孩子和大人一样，很快就会发现不真诚

的赞美。

- 如果是训斥，听起来要坚定甚至严厉，但声音要低沉有力。不要尖叫、大喊大叫或表达愤怒，要直截了当地表示不满，但不要失控。强调一次，无论你想说什么，都要简明扼要。少说话，多触摸，和孩子一对一互动。

5. **让孩子复述指令或指示**。让孩子复述你刚才让她做什么，孩子更可能遵守自己复述过的命令或指示。你只需要用亲切的声音简单地说："我刚才让你做什么？"

6. **带着感情离开**。在把手从孩子身上拿走并离开之前，轻轻地捏捏他、轻轻地揉揉他、拍拍他，或者亲吻他的头。即使你对孩子没做或做错的事情表示不满，你也要以个人的方式表达关心、爱意和亲密。特别是你想表明你的否定是针对他所做的事，而不是对他这个人。孩子需要知道你不是不喜欢他，只是不能接受他的行为。

研究表明，用这种方式与多动症孩子交流比我们通常给孩子的指导方式更有效。但是，多动症孩子除了口头表扬或纠正／反对外，通常还需要更明显和直接的后果，如奖励。

> **问题**：内部自我激励薄弱。

多动症儿童和青少年很难维持对指定任务的注意力和任务相关行为。虽然这可能是由于容易分心，但一个重要因素是他们缺乏内在动机。当我们认为面前的任务无趣、不令人愉快、无意义或不引人入胜时，以及完成任务没有立竿见影的后果时，我们都需要自我激励，这是引言中描述的执行功能之一。因为多动症孩子像所有孩子一样，随着年龄的增长会遇到越来越多单调枯燥的任务，因此弥补这种自我激励上的缺陷是很重要的。现在，他可能很难坚持那些没有奖励的活动，比如课业、家务和个人卫生，如果他不能学会激励自己去完成这些事情，他将在工作、个人财务、财产维护，甚至抚养自己的孩子方面遇到更大的麻烦。

追溯到 20 世纪 70 年代，研究表明，多动症儿童和青少年不能坚持那些不能给他们提供某种程度的即时奖励、娱乐或内在兴趣的活动。这里有以下两个问题。

1. 对于多动症儿童来说，我们通常设置的与学业和家务相关的奖励和激励太薄弱了。科学家已经证明，在多动症患者中，与奖赏相关的大脑网络和神经化学物质更小、更不敏感、更不稳定或易变。因此，学业成绩和证书，或想成为一名好学生并因此获得同龄人和老师的认可，或得到他人的敬仰，或为家庭和社会做出贡献，或在第一份工作中学习成为一个有责任感和积极主动的员工，这些通常都不足以激励患有多动症的孩子。

这并不是说孩子找不到真正有趣的任务。我们所喜欢的任务和活动的种类各不相同，患有多动症的孩子也不例外。我们发现，多动症儿童和青少年通常喜欢的许多活动都涉及运动，如体育、身体或体力活动、表演艺术等创造性表达，以及与他人直接接触的活动（通常是竞争性的），或通过社交媒体接触。但多动症患者和其他人一样，也是各不相同的，有些人可能会觉得神秘的话题很有趣，比如天气、动物或昆虫、技术或历史专题。如果他们发现某项任务或活动在某种程度上很有趣，他们会更容易开始并坚持下去。

2. 后果必须是立即和频繁的，以让他们维持朝向任务的行为。在原则 8 中，我们将讨论多动症儿童随着时间的推移所面临的问题，但目前重要的是要知道，在产生后果之前的长时间拖延是多动症人群的一个严重问题。拖延的时间越长，后果对孩子就越不重要。虽然这在正常的儿童中也是如此，但是多动症患者对延迟性后果的低估程度明显更大。如果你想让一个多动症孩子无法完成某件事，那就分配一些没有即时奖励的无聊任务。你会和孩子争吵，让他继续做这件事，直到完成为止——如果有可能完成的话。难怪多动症儿童和青少年会对电子游戏（特别是基于互联网的竞争性游戏）如此上瘾。事实上，15%~20% 的多动症青少年被认为符合网络或游戏成瘾的标准。这些游戏有期末报告或家务活所缺少的一切：内在的吸引力和持续的即时奖励。

> **解决方案**：使用频繁、即时的外部奖励。

前文呈现了两个与动机有关的问题，因此有两种解决方案。

使用强大的人为奖励

我所说的强大是指高度激励。我所说的人为奖励，是指通常与完成任务无关的奖励。尽管你可能不喜欢这样做，但你必须使用大量的人为外部奖励来激励多动症孩子去完成任务，然后激励他坚持足够长的时间来完成这项工作。许多父母担心这样做等于贿赂孩子去做那些别人做了却没有奖励的事情，这样孩子永远学不会为了事情本身或更大的社会奖赏（如赞美、地位和认可）而去做事。问题是，患有多动症的孩子并不会受到内在奖励的激励，所以此时你不必担心物质主义、人为的外在激励会取代某种内在激励的风险。把这些外在奖赏看作对多动症儿童的辅助工具，如给身体、听力或视力受损者提供的斜坡、助听器、义肢、手杖和助行器，以及眼镜等——这些工具可以帮助降低某种残疾带来的损害。

正如史蒂芬·柯维在《高效能人士的七个习惯》中所说的，"运用双赢思维"。完成工作对你来说是一种胜利，但对孩子来说却很少是一种胜利，所以要做到：当孩子必须完成任何一项工作时，想想你能用什么来激励孩子去完成它。孩子想要做什么，买什么，或吃什么？当孩子完成指定的工作时，你能轻而易举地给予奖励吗？

你也可以把这个策略看作雇佣合同。就像你的雇主为你一天的工作提供公平的报酬一样，你也为孩子完成家务或家庭作业提供一点小奖励。在这个过程中，你给孩子上了有价值的一课，她在未来的就业中可以用到：每个人的时间和努力都是宝贵的。

当你需要奖励孩子时，最简单的方法之一就是创建家庭代币计划或积分系统。这些系统在我的著作《如何养育多动症孩子》（第四版）中有完整的描述，允许孩子完成工作赚取代币，然后兑现（比如兑换成现金），以购买特权。专栏 14 简明扼要地总结了代币或积分系统的工作原理。

专栏14

建立家庭扑克筹码计划或积分系统

家庭扑克筹码计划（4—8 岁）

1. 找一套塑料扑克筹码，并为筹码设定一个价值分数（应用于 4—5 岁的孩子时，任何颜色的 1 个筹码都代表 1 分；应用于 6—8 岁的孩子时，不同颜色的筹码可以代表不同的分数）。

2. 向孩子解释，你认为他在家里有些事情做得很好却没得到足够的奖励，你想建立一个新的奖励计划，这样他就能在表现好的时候获得特权和物品。

3. 为孩子赢得的筹码开一间"友好银行"。和孩子一起愉快地装饰一下吧。

4. 和孩子一起列出你希望孩子用扑克筹码获得的 10~15 项特权，包括偶尔的特权，如看电影、去餐馆或游戏厅，也包括孩子认为理所当然的日常特权（看电视、玩电子游戏等）。

5. 在第二张清单中列出你经常让孩子做的工作或任务，比如摆餐具等家务，睡前刷牙等自理任务，以及任何其他总是给你带来麻烦的自助任务。

6. 决定每项工作或家务值多少筹码。对 4—5 岁孩子来说，完成大多数任务可以给 1~3 个筹码，对于大型任务可以给 5 个筹码。对 6—8 岁孩子来说，根据不同的任务可以给 1~10 个筹码，大型任务可以给更多筹码。请记住，任务越困难，你给的筹码就越多。

7. 花点时间思考一下，如果孩子完成了一天中的大多数任务，你认为她一共大概能赢得多少筹码。然后决定对于你列出的每项奖励，孩子需要支付多少筹码。通常，孩子每天赢得的筹码的三分之二应该花在日常特权上。这样孩子每天可以积累下大约三分之一的筹码，用于购买清单上的一些特别奖励。

8. 告诉孩子，当他以一种令人愉悦的方式做家务，并且完成得又好又快时，他将有机会赢取"奖励"筹码。当孩子以一种宜人且迅速的方式完成一项工作时，就给他们这类筹码。

9. 告诉孩子，只有在他初次听到要求就能完成时才能获得筹码。如果你必须对孩子重复命令，那么他完成后也不会得到任何筹码。

10. 最后，确保在本周内把筹码给出去，用来奖励任何微小的恰当行为都可以。记住，即使孩子做出的好行为不在工作清单上，也可以给予奖励。一定不要错过奖励孩子的机会。

注意：本周不要因为孩子做出不好的行为而取消筹码！！

家庭积分系统（8 岁及以上）

1. 准备一个笔记本，像支票簿一样设置五栏，分别写上日期、项目、存款、取款和流动余额。当孩子获得积分奖励时，请在"项目"栏下填写工作名称，并将金额作为"存款"登入，将其加入孩子的余额。当孩子用积分购买特权时，将特权登记在"项目"栏下，在"取款"栏中登记金额，并从"余额"中扣除此金额。该系统的工作原理与筹码系统类似，只是将积分记录在本子上，而不是使用扑克筹码。

2. 遵循筹码系统，对于大多数日常任务可以给 5~25 的积分，大型任务的可以高达 200 积分。通常，你可以在孩子每次延长 15 分钟的工作时间时，给额外的 15 积分。只有父母才能在该笔记本上书写。

及时、频繁地进行反馈和奖励

如果多动症儿童和青少年的第二个问题是在承担后果或获得奖励之前的拖延，那么解决方法很简单，就是减少或消除拖延。多动症孩子在任务执行过程中需要经常了解自己的具体表现。在整个任务过程中，她需要比一般的孩子更频繁地获得奖励。

把自我激励想象成汽车的油箱可以帮助我们理解这个问题。这辆车拥有最好的全球定位系统和设备以助它到达目的地，但如果没有燃料，它将无法去往任何地方。同样，一个人可以制订最好的计划，并拥有完成计划的最好工具，但是没有自我激励什么也做不成——我们的意志力就是燃料。如图 2 所示，左边是"执行功能油箱"，右边是研究成果表明或许可以补充和维持人在完成任务时的自我激励——我们的自我调节能力和毅力。这张图描述了补充"执行功能油箱"的方法。

补充执行功能油箱

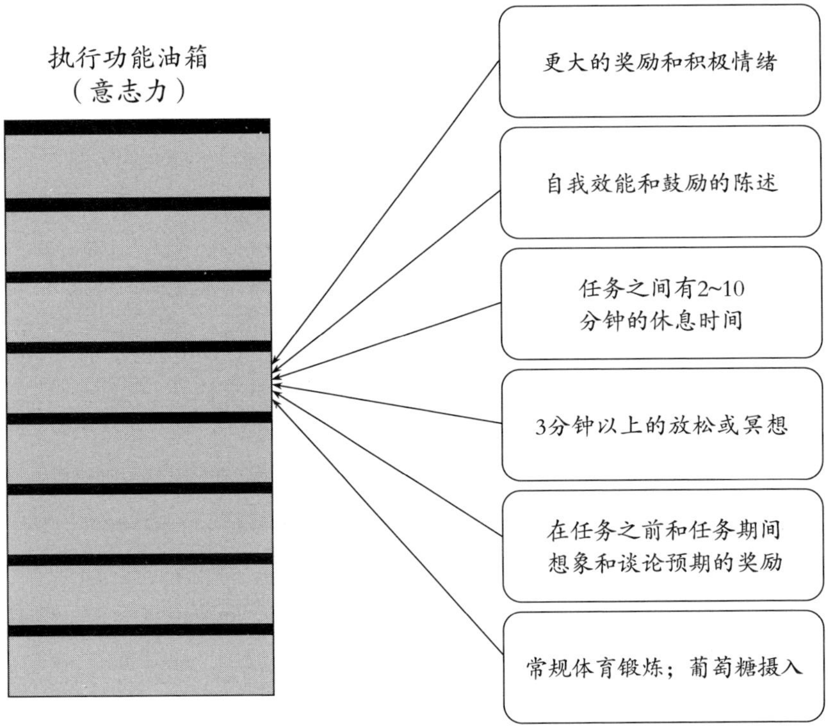

执行功能油箱
（意志力）

- 更大的奖励和积极情绪
- 自我效能和鼓励的陈述
- 任务之间有2~10分钟的休息时间
- 3分钟以上的放松或冥想
- 在任务之前和任务期间想象和谈论预期的奖励
- 常规体育锻炼；葡萄糖摄入

图 2

关于增强执行功能的建议改编自 I. M. Bauer and R. F. Baumeister (2011). Self-Regulatory Strength. In K. Vohs and R. F. Baumeister (Eds.), *Handbook of Self-Regulation* (2nd ed., pp. 64–82). New York: Guilford Press.

补充执行功能油箱并激励孩子完成任务的方法

经常使用奖励。多动症孩子会比一般孩子更快地耗尽"燃料"，所以要持续奖励以维持孩子的动力。一种可以频繁地提供奖励，又不容易让孩子对某个具体的奖励感到厌倦的最好方法，就是使用代币或积分系统，如前面的专栏 14 所述。

使用自我对话。要帮助我们激励自己做无趣的工作，自我对话可能是一个有用的工具。让多动症孩子在做任务时以温和的语气大声说出要完成的目标，以及他完成任务后能赢得什么。他也可以给自己积极的鼓励——振奋人心的谈话。我们称之为自我效能陈述——本质上就是"我可以做到！"。就像大赛开始前的足球教练那样，你可以鼓励孩子告诉自己，他可以做到，他有天赋和技能，没有什么能阻止他赢得奖赏。

分解任务。你在原则 6 中应该看到过这个方法。把工作分解成更小的单位，然后根据工作周期的长短，设置多次 2~10 分钟的休息时间，这有助于我们所有人充满精力，保持完成任务的动力。在工作时，你可能需要集中精力 20 分钟来工作，然后起身喝杯咖啡，再工作 20 分钟，然后起身伸展四肢或走动一下，循环往复。每次短暂的休息都能让你的执行功能大脑得到休息，四处走动，获得简单的奖励，然后回到工作中，这时你会比休息前更有工作动力。孩子也一样，频繁的短暂休息有助于补充动力"燃料"，以完成任务。

工作前短暂地启动正念。在开始新任务之前，休息 3 分钟，放松一下，甚至可以用正念冥想来让我们的执行功能大脑及其思维和情绪暂停一下（见原则 5）。这可以让我们的大脑为下一步要做的事情做好准备。参考本书末的"资源"部分，其中推荐的一些书可以教你如何指导孩子用正念来帮助自己冷静下来、清除消极想法，并准备好思维状态来处理下一步的工作。

将达成目标和享受奖励视觉化。在孩子开始工作之前，让她想象自己完成任务并得到你事先承诺的奖励的场景。建议她试着想想完成任务并享受奖励是多么棒的感觉。

使用奖励图片。更好的办法是，如果孩子是为了获得某种有形的奖励（比如玩具或零食，或者一种可以以图片的形式呈现的特权）而完成任务，那么就在网上找一张这样的图片，打印出来，放在孩子面前，帮助激励他持续工作，完成任务。

经常锻炼。研究还表明，儿童和成年人都可以通过日常体育锻炼提高专注力、毅力和意志力。所以，如果孩子还没有参加任何常规的运动或锻炼，请考虑开始一项。它不一定是有组织的运动，每天散步或跑步就可以促进我们保持专注和坚持完成任务的能力。

喝少量含糖饮料。最后，有一些证据表明，至少对成年人来说，在精力要求很高的任务中，周期性地摄入少量含糖饮料可以帮助我们维持动力。大脑靠血糖运转，所以维持一定的血糖水平可以促进大脑功能，特别是自我控制方面的功能。因此，可以考虑让孩子在做任务时定时喝点柠檬水或运动饮料。我说的是，喝一点。这并不意味着大量饮用这些饮料，因为这显然有不利的一面——可能导致肥胖和口腔问题，以及嗜睡。如果孩子会一次性喝完一整杯或一整瓶饮料，可以使用带吸管的有盖塑料杯，或者带有可调节吸嘴的运动水瓶，这可以限制一口的摄入量。你也可以每次只给孩子少量的饮料，在孩子工作时给予少量的补充。

提供外部奖励能教会孩子自我激励吗？

如你所知，大多数成年人每天都需要上班并按预期完成工作，才能拿到工资。我们不一定会放弃对外部奖励的追求。但这是否意味着多动症儿童永远不能学会激励自己？当然不是。希望随着他们年龄的增长，他们会将你用来激励他们的方法内化，并想出自己的方法。青少年通常非常善于自我对话，而这正是坚持完成期末报告这样的任务所需要的。或者，他们会在完成每一部分工作后，想出自己可以赢得的小奖励（比如在完成期末报告的每一段落后，吃几块自己最喜欢的薯片，或者每写完一页就去玩 5 分钟自己最喜欢的电子游戏）。

这并不是说多动症孩子就永远不需要那些外在奖励来完成繁重或无聊的任务了。（我们成年人有谁不需要这些外在奖励呢？）用你充满爱意的支持和坚持不懈的指导，你会将激励策略传达给孩子。随着孩子的成长，这些策略也会逐渐成熟［我在《如何管理成人多动症》（*Taking Charge of Adult ADHD*）一书中提供了一些想法，将我用在儿童身上的许多策略改造为适用

于成年人的]。但我要特别强调恰当地运用这一观念的重要性。注意不要在以下方面过度奖励。

1. 不要每一件事都给孩子奖励。有些事本身就足以激发孩子的积极性，你不必为此承诺任何物质奖励或特权。当你在烤面包、买杂货（推购物车、从架子上挑选特定的物品等）、做园艺或其他家务并让孩子帮忙时，有时这些事情本身对孩子来说就充满乐趣。孩子也可能会对某些类型的功课或家务感兴趣，比如某个科学话题或历史专题，甚至某些数学题。每个孩子都是独一无二的，因此每个孩子认为真正有趣到足以维持他的好奇心和毅力的任务也是不同的。

有一些研究证据（尽管结果不一致）表明，如果一般的孩子在做他们感兴趣的事情而你给他们提供了奖励，比如读某些趣味性图书，那么一旦你收回外在奖励，可能会导致他们的内在动机下降而放弃任务。这也许是因为孩子开始转而关注你所提供的更明显、更强大的外部激励，而这些取代了较弱的内在激励。又或许，付钱给孩子去做她喜欢的事情，这在某种程度上降低了该任务的价值。不管何种原因，提供如此多且频繁的奖励，反而会妨碍孩子学习更好的工作习惯和获得做事的内在动机，这是有可能的。这是否适用于多动症儿童，目前还不清楚，因为他们的内在动机已经存在缺陷。但即使在帮助多动症孩子时，也要记住一点：对于孩子已经感兴趣且愿意做的事情，不必给太多奖励；把人为奖励留给她难以完成的任务。

代币或积分系统（见前面的专栏 14）一旦启动，似乎很容易让人忘乎所以，你可能会把你对孩子的每一个要求都列在清单上。我们曾经开玩笑说，在某些家庭里，孩子几乎做任何事都得挣代币，除了呼吸——甚至连这件事都要考虑在内！然而，严肃地说，有些父母想要求孩子为几乎每一个指定行为赢取奖励，赢取孩子在家中所能获得的几乎所有特权。其结果是，在这种高强度的项目中，孩子必须为每一件他想做的事挣代币，孩子几乎感到"窒息"。在这种罕见的情况下，结果是孩子对奖励计划失去了所有兴趣，或者对他必须通过代币系统换取的所有事情感到很有压力。

相反，让孩子轻松一些，让她享有一些特权（像零食或小玩具之类的物质奖励），仅仅因为她存在着并且是家庭的一分子。亲情、认可、尊重、尊严和无条件积极关注是自然家庭关系的一部分。给予孩子特别的关爱和互动，有时应该是无条件的，这意味着孩子不应该必须做什么才可以得到她本应享有的爱。只用奖励系统来激励孩子去做那些没有完成的事情和真正需要做的事情。

2. 确保孩子不会沉迷于赚取奖励。孩子是否开始囤积代币或积分，拒绝将其用于特权？我见过很多这种情况，至少可以预先警告父母有这种可能性。如果这种情况发生在你身上，可以设定一个"不使用就作废"的规则，这样孩子每周必须花掉一定数量的代币或积分，否则这部分代币或积分就会从他账户中扣除。

3. 注意不要让奖励分散了孩子的注意力。我发现这在年龄较小的多动症儿童中非常普遍，如幼儿园或一年级的孩子。作为临床研究的一部分，我们在我设计和管理的幼儿园班级中建立了代币系统。多动症孩子可以通过完成我们要求他们做的各种任务来赚取扑克筹码。他们还可以通过遵守课堂规则、按照指示行事，以及与其他孩子良好互动来获得筹码。这一切在理论上似乎都是合理的。然而，在实践中我们发现，把扑克筹码放在获得奖励的孩子的课桌上，会分散他们的注意力，使他们无法做额外的任务，也无法关注老师在教什么。孩子开始玩筹码、数筹码、堆筹码，谈论下一次"奖励兑换期"他们会将筹码花在什么上，到时候他们可以把筹码兑换成各种课堂特权。当时该领域的其他研究人员也注意到了这个问题。

我们想出的一个解决方案，是把纯色布料制成的小口袋，用别针固定在孩子的衬衫或毛衣背面。当老师因为孩子遵守指示、完成任务或做出其他良好行为而给了他们一个代币时，老师可以向他们展示代币，然后把它放进他们的口袋里，并亲昵地抱抱他们或拍拍他们的肩膀。这样孩子就看不见代币，避免了代币成为孩子此刻唯一的关注点。

原则 *8*

让时间变得真实可感

正如引言中简单解释过的，多动症儿童似乎对时间毫无感知。更具体地说，他们对未来是缺少远见的。他们在感知和利用时间方面有很大的问题，这使得他们很难管理自己的时间。这是过去几十年来关于多动症的特点的最重要发现之一，它对你的孩子有着巨大影响。

> **问题**：多动症儿童没有时间观念。

毫无疑问，你已经注意到，多动症儿童似乎无法预见和应对任何当前没有发生在他们周围的事情。所有孩子都会培养出时间观念，但它也不是立即形成的。而且，由于时间观念是在心理层面上发生的，最初很少有明显的发展迹象，因此很难判断它的发展是否出了问题。但是当给孩子分配涉及时间和时效的任务时，一些事情开始出问题，这一点就会变得明显。

儿童如何发展时间观念

年龄越大的孩子越能提前预见可能发生的事情，并为之做好准备。最年幼的孩子只能提前几分钟预见可能发生的事情。到了小学，预见的时间可能会延长到几个小时；到了儿童期中期，可能会延长到 8~12 小时；到了青春期，可以延长到几天，而在青春期后期和成年早期则可以延长到几周。到了30 岁左右，成年人做出为未来做准备的决策时间平均是 8~12 周。

后见之明。时间观念似乎是从孩子能够回首过去开始的。面对不熟悉的情况，大多数孩子在决定如何行动之前，会停下来思考他们之前经历过的，可能与现在发生的事情有关的事件。

先见之明。随着孩子的成长成熟，他们积累了越来越多关于过去事件序列的知识，他们开始利用这些知识储备来预测接下来可能发生的事情。这便是前瞻性的开端。随着发展，他们的预见能力增长，他们对时间的感知，或者说时间视野，推进到更远的未来。这让他们思考、预测，以及最重要的——采取行动为未来的事件做准备。

多动症儿童怎么了？

多动症儿童似乎不能很好地结合运用"后见"和"先见"。他们甚至不太可能停下来想自己的过去，因为他们非常冲动。如果没有过去的经验告诉他们现在该怎么做，他们就无法理解用先见来预测未来的重要性。相反，他们会在很大程度上根据自己当时的感受做出仓促的决定。

作为多动症儿童的父母，你知道这样会出什么问题。你的孩子似乎像弹球一样蹦蹦跳跳，对一个接一个的紧急事件做出反应，却从来没有预测未来可能会发生什么，也无法思考他是否能做些什么来指引自己的行动，而不是任由一时冲动所摆布。不幸的是，有些人不理解在时间方面的盲目性就是多动症症状的一部分，他们总认为孩子只是不在乎行为后果。他们可能认为这种行为源于某种不道德、有意为之的选择，而不是导致孩子缺乏思考未来的能力的神经问题。

多动症儿童无法像其他人那样预见未来。幸运的是，如果说多动症孩子不能思考或处理除当下之事以外的任何事情，那是夸大其词了。随着孩子长大，他们会发展出思考和预测未来的能力，但远不及其他同龄儿童（见引言中普通儿童与多动症儿童的比较图）。对时间和未来的感知、思考和处理时间和未来方面的问题会持续到成年期，成年多动症患者通常不太能够处理日常生活中与事件和行为的时间、时机和时效相关的问题。当然，这也意味着他们不太可能会进行时间管理，即在关于时间、最后期限、对未来的承诺和可能的未来事件方面，我们如何管理自己。

这是一个重大而严肃的问题，因为随着孩子长大，他们需要有效地处理与时间相关的责任，如最后期限、承诺、许诺、目标、任务和预约。事实上，孩子的年龄越大，被期待要完成的涉及时间和未来的任务就越多。作为家长，你对这一问题可以做近距离的观察。在一项针对美国儿童的全国性调查中，我让家长对孩子的执行功能进行评分。他们报告，多动症儿童在时间管理方面的问题是普通儿童的两倍。大多数多动症儿童在时间管理方面比 93% 的普通儿童差得多！我们对患有多动症的成年人的研究也表明，90% 以上的多动症成人有效进行时间管理的能力排在末端的 7%。

多动症儿童不能利用时间观念来控制行为。显然，问题不在于这些孩子在时间知觉方面有障碍。在一项研究中，我们让多动症患者看一个不亮的灯泡。然后我们把它打开了一小段时间，随后又关了。当我们要求他们间隔同样长的时间开灯时，他们在这项工作中的表现通常比一般的同龄人差两倍。不过，有趣的是，这些多动症患者能够告诉我们展示给他们的间隔时间长度，他们只是不能用这些知识来调节自己的行为——在实验中，他们无法记住这段时间间隔，然后准确地重现。简而言之，他们的主要问题是在执行任务的同时利用时间观念来指导自己的行为。当然，如果你不能用时间观念来控制自己，那么能够准确地感知时间长度并不足以帮助你决定该做什么。

在多动症儿童的头脑中，时间似乎过得比较慢。这是违反直觉的，但多动症患者似乎心理上感觉时间比实际慢得多，或者比其他人认为的要慢得多。这会导致几个严重的问题。

■ 他们高估了自己拥有的用来完成任务的时间。多动症儿童通常认为他们有足够的时间去做他们应该做的事情，而实际上他们拥有的时间远远没有他们想象的那么多。因此，任务的最后期限比孩子的预期提前了很多。当多动症孩子在要上床睡觉的时候突然告诉你，他需要制作一个火山模型，第二天带去学校，你无疑会感到愤怒。你可能无法相信你的孩子没能预见到这个最后期限的到来——又一次。但这是多动症的时间盲目性的常见表现：孩子认为她有很多时间来完成一项任务，因此她偷懒，被其他事情分心，或通常会浪费一些时间，因为她认为这样做是可以的，她有足够的时间。但是，现实中的时间已经过去，未来已经到来，孩子还远远没有准备好。

■ 当别人要求他们等待时，他们会很不耐烦。众所周知，多动症儿童会抱怨必须等待某事的发生，会试图走捷径或试图摆脱需要等待的状况。如果让他们在教室里靠墙排队准备去吃午饭，你就能猜到他们会坐立不安，惹恼别人，挤到队伍的前面，或者直接冲过去；你也能猜到他们会胡闹，试着把门拉开，抱怨等待的时间，强烈要求知道他们多久能出发，或者表露出对要求等待的不耐烦。要带他们去长途汽车旅行吗？你想象得到他们会无法忍受。"我们到了吗？"他们会不停地问这个问题。不得不等待不仅增加了他们的不耐烦和沮丧，而且会增加他们的多动。坐立不安、蠕动、玩弄东西、触摸他人，以及各种各样的滑稽动作都可能在他们不得不等待的时候增多——这是他们标记时间的方式。而且这种行为可能会非常具有破坏性，特别是在学校、教堂或商店等地方，在这些地方等待时通常无事可做，而且需要保持安静。正如一个多动症青少年告诉我的："等待就是地狱！"

■ 当项目的时间跨度很长时，多动症孩子无法做计划。让我们以读书报告作业为例。作业说明可能是这样的："你有两周的时间来阅读这本书，然后交一份报告。老师要花几天的时间评分，然后你就会知道成绩。"即使对普通孩子来说，这种水平的时间管理和自我组织也是很难的。但是多动症孩子甚至不能很好地控制 18 秒的间隔时间，更别提让他管理 2 天到 2 周的间隔时间了。无论何时，只要在任何你要求多动症孩子完成的项目中插入延迟时间，你就会成功地妨碍他完成项目。他就是不能把这些时间区间记在心里，提前计划，然后按计划完成任务。如原则 7 所述，这是电子游戏对多动症患者具有如此大的吸引力的一个重要原因：行动和结果（尤其是奖励）之间的时间间隔非常短。

> **解决方案**：把时间外化，然后分解。

有许多非常具体的方法可以弥补孩子缺乏"内部时钟"的问题。但在我们讨论这些问题之前，需要牢记一条重要的准则：**无论何时，你为多动症孩子在任何事情上设置时间限制，他们都无能为力。**这听起来可能有些严酷，但这是让每一个多动症孩子学会时间管理的关键。首先，让我们明确一点：我们不管理时间。时间就是时间，它是我们物理世界的一个维度。所以，当我们说我们在做时间管理时，并不完全正确。相反，我们真正做的（"时间管理"的意思）是随着时间的流动，我们管理自己的行为。我们努力用最合理的方式给我们的行动排序，在最适当的时候付诸行动，这样我们才能尽可能有效地执行计划，实现目标，为未来做准备。但是，正如我们已经确定的，多动症儿童的这种能力很弱。这意味着在任何时候，你为孩子设定做某事的时间限制，她必然是无法做到的。对于这种要求，多动症孩子显然无法完成得与同龄人一样好。

短期任务使用外部时钟

因为多动症孩子的内部时钟不能很好地指导他们做一项任务，他们比其他人更需要依赖外部时钟来显示时间的流逝，他们需要父母的帮助来做到这一点。因此，当你必须让孩子做一项所需时间相对较短（比如 1 小时或更短）的任务时，你需要在他面前放一些计时工具。

弹簧式烹饪计时器。这就是奶奶会在厨房里使用的那种。你只需要给出包含时间期限的指令（"你有 15 分钟的时间来做＿＿＿＿＿＿＿"），然后设置好计时器，将其放在孩子面前。

你自己的计时设备，例如可以显示具体时间（如 15 分钟或 20 分钟）的倒计时数字记录器。当孩子有对应时长的任务要做的时候再打开它。制作这个记录器需要花一点时间，但它的新颖性可以帮助孩子注意时间的流逝。也就是说，时间的视觉表征比听觉表征效果好。

智能手机秒表计时器。确保屏幕可见，并且在短时间内不会因省电而自动关机。我不喜欢模拟（圆形）闹钟，也不喜欢数字闹钟，因为它们不能很好地显示较小的时间间隔，也不能一目了然地显示已经过去了多少时间。但对于 30 分钟到 1 小时这样较长的时间间隔，大型模拟时钟是可以的（见下文）。

大计时器。这个装置是专门为多动症患者设计的。这是一个包含红色磁盘的时钟。你可以将计时器设置为最多 1 小时（此时时钟全部为红色），随着时间的推移，磁盘的红色部分会变小。对于完成任务、家务、家庭作业或其他活动来说，一个清晰可见的计时器是很有帮助的。它还可以一目了然地显示过去了多长时间，以及在最后期限之前还有多少剩余时间。

适用于平板电脑或智能手机的可下载的在线秒表和计时软件。包括传统的钟面、定时炸弹、卡通人物赛跑、虚拟沙漏等。诀窍是确保在孩子工作时计时设备是可见的。

减少或消除长期项目中的时间间隔（延迟）

只要在指令间有很大的时间间隔，有人们需要遵守的时间点，并且持续遵守指令有一定的后果，多动症儿童就往往容易在任务中崩溃（还记得前文提到的读书报告的例子吗？）。他们不知道自己有多少时间，开始感到厌烦，从任务中抽离，焦躁、烦躁、不安，最终不再服从指令。任务永远无法完成，即使完成了也可能永远无法按时上交。解决方案是我在原则 7 中建议的另一种方法：通过将任务分解成更小的模块来减少延迟，每个模块都有自己较短的时限（可见的）以及完成任务的奖励。

将任务平均分配到截止日期前剩余的日子里。我们假设要在接下来的 2 周内完成读书报告。将书的内容平均分配到 13 天中。告诉孩子，他每天要读一点书、写一点报告，每完成一个环节，他就能得到某种奖励。这个奖励需要在工作完成后立即给予孩子。让孩子每天晚上和你一起读十二分之一的书，并记下一些笔记。孩子甚至可以用涂鸦或其他图画代替短语或单词。信不信由你，我们更容易记住画下来的东西，甚至是简单的涂鸦，而不是文字或书面描述。让孩子根据他刚刚从笔记中读到的内容写几句话，他可以把这些话输入文档中。如果他还不擅长使用文字处理软件，你也可以帮他。每天都这样做，坚持 13 天，你就有了撰写读书报告所需的原材料。在第 14 天，花时间帮助孩子复习、编辑、检查拼写，或者润色报告。此时，孩子第二天要交的报告就准备就绪了。

对多步骤项目采用 8 厘米 ×13 厘米的档案卡。在每张卡片上写下一个步骤，然后按顺序排列。在卡片的顶部写上你和孩子一起执行这个步骤的日期和时间。你甚至可以把这些步骤写在便笺上，然后把每一张便笺贴在周历的适当日期和时间上。无论用哪种方式，任务都被分解成几个步骤，每一个步骤都分配了一个完成时间。把卡片放在一个便于你的孩子（和你）看到的地方，并经常参考，以确定下一步何时完成。

分解孩子难以坚持的短期作业。想一想每晚的数学作业。假设孩子需要完成作业任务表上的 30 道数学题，对于多动症儿童来说，这是一项需要一次性完成的大量工作。此时，就像前文你在读书报告上为孩子做的事情一样，你可以通过简单的操作来消除孩子的时间障碍。让孩子一次只做五六道题，然后给他一个小奖励或者在积分或代币系统中给他一些积分。然后让他休息几分钟。接着让他做接下来的五六道题。再次奖励他，并给他一两分钟的休息时间。如此循环，整个任务很快就完成了。但这是分解为五六次完成的，而不是一次性（见专栏 15）。事实上，任何需时超过 5~10 分钟的任务都可以这样分解，以使其更适合多动症孩子，也更适应原则 3 中提到的，多动症孩子比一般孩子在执行年龄上延迟 30% 的情况。

专栏 15

你自己的时间呢？

是的，这样分解任务会使得完成整个任务比其他孩子需要的时间长一些，这意味着它也会占用你的时间。但是，对于多动症儿童来说，这不会比按正常流程来工作费时更久，因为他们甚至不可能像任务最初组织的那样来完成，通常需要他人反复恳求他们继续工作（当然这种恳求也是不会成功的）（见原则 7）。同时，通过将任务分解为较小的部分，你可以保持孩子在整个工作过程中的积极性。你在帮助孩子获得能力和信心，让他明白，做这项任务很容易，让他获得小的奖励来保持动力，并感觉整个任务不那么繁重。所有这些都会帮助你和孩子建立更积极的关系。

为上学日创建每日时间表。时间表可以写在一张很长的纸上（或把多张纸粘在一起）。对于年幼的孩子来说，时间表可以包含孩子每个工作日所需要完成的每一项日常活动的图片，把它们按照顺序排列或粘在一起。在每张图片的上边框处，写下完成这些事情的典型时间段。对于大一点的孩子来说，可以制作为双栏表，第二栏列出典型的一天中的活动，这些活动又可以细分为一天的各个部分。在每个任务或细分类的旁边，你可以在第一栏或左侧栏中标上该任务的通常完成时间。你可以把这个时间表挂在孩子的房间或厨房里。例如，下面列出了孩子在典型的上学日必须完成的简单任务：

- 起床
- 洗漱
- 穿衣服
- 吃早餐
- 刷牙
- 准备书包（如果需要，还有午餐包）
- 上车（或去公共汽车站）
- 上学（如果上学日遵循一定的常规，你可以将其添加到此时间表中）
- 放学后吃点零食

- 玩
- 做家庭作业
- 吃晚饭（或在做作业前吃晚饭）
- 看电视或玩游戏
- 和爸爸妈妈一起读书
- 刷牙
- 换上睡衣
- 去睡觉

对于大一点的孩子，你可以在厨房里贴一张课后时间表，显示孩子放学后要做什么家务或任务，以及在什么时间段做。把这张较短的时间表贴在显眼的地方，比如冰箱门或橱柜门上。你也可以为周六早上制作一张家务时间表，然后贴上。

用日历向孩子展示在一些特殊活动或事件（生日、假日或假期等）前还有多少天。 记住，对一个多动症孩子来说，等待未来要发生的事，时间过得真的很慢！让孩子在每天早上在日历上划掉一天，这样他就可以直观地追踪还剩多少天了。

管理等待时间：用活动分散孩子的注意力

说到等待，有些时候等待是无法避免的，比如在等候室等待医生的预约、排队买东西，或者孩子在做自己喜欢的事情（如看电影）之前必须等待。你能做些什么来帮助孩子等待？

带一些有趣的东西。 在现代家庭中，很多家长都有智能手机，可以在智能手机上安装有趣的视频或文字游戏软件，让孩子在等待的时候玩。或者带一个孩子喜欢的小玩具，用来打发时间。

对于意料之外的等待，发挥创造力并迅速行动。 即使你没有带这些东西，你仍然可以试着去想一些事情来做。在餐厅如果食物上得太慢，很多父母都会从包里掏出工具来让孩子画画。在交通堵塞或者在车里坐得太久时，可以唱歌或玩公路旅行游戏。运用你的想象力和知识，创造出让孩子感兴趣的事情，但要在孩子可能变得暴躁或发牢骚之前。

原则 *9*

工作记忆失灵

卸下负担，将任务步骤实体化

> **问题**：多动症儿童无法记住完成任务所需的信息。

　　工作记忆最简单的定义就是记住该做什么。正如引言中提到的，你的孩子和其他患有多动症的人都有这种特殊的记忆问题，这种记忆有点像车载全球定位系统，通常用来引导行为朝着目标和未来发展。就像全球定位系统一样，这种特殊的记忆使用我们头脑中生动的图像（事后总结和前瞻性）和话语（自我指导）来控制我们的行为指向目标。但是多动症孩子似乎不太能够回忆起这些图像和指令，尤其是在工作时将它们记在心里。当任何干扰出现时，孩子仅有的一点点工作记忆都会被抹去。没有工作记忆的参与，孩子的行为就变得漫无目的，转而去做当时看起来有趣的其他事情，就像一辆装有捣蛋定位系统的汽车。

多动症会让你做你所知道的事，却不知道该做什么

　　这种工作记忆上的弱势教会了我们有关多动症真正重要的东西：多动症是一种表现障碍，而不是技能障碍。在大多数情况下，多动症儿童知道大多数同龄人所知道的事情，但是他们不能用这些知识来指导和控制特定情况下的行为，而这一点会对结果产生很大的影响。当 10 岁的乔希试图用滑板飞跃沟渠时，他光着膝盖摔在了人行道上，因为他不记得自己之前尝试过，结果摔倒了。在早先的尝试之后，他意识到这条沟有 1.8 米宽，而在崎岖不平的街道上，他无法达到足够的速度来越过这条沟。但他不能把事后总结转变为前瞻性的想法，从而阻止他一次又一次地尝试同样注定要失败的把戏。当

然，没有思考就行动的倾向也意味着，即使这是他第一次尝试这种跳跃，他也无法从以前的滑板经验中获得知识，也无法通过快速估算距离的天生能力做出判断，停下来并好好地想一想。

不幸的是，多动症患者经常避免利用事后总结从错误中吸取教训，因为反复承认自己本应该想得更周到，这一点太让人沮丧了。所以他们通常只是继续行动——跟随下一股冲动。

你的孩子智力并不差

图 3 的大脑图可能会帮助你理解，从实际意义上来说，多动症把大脑的两个部分割裂开了——认知所处的后半部分，和行为所处的前半部分。大多数多动症儿童在认知方面没有任何问题。事实上，这些知识并没有出现在他们的行为中，这让许多观察者认为他们的认知有问题。难怪这些孩子常常意志消沉，尽量回避这种感觉。许多人认为多动症孩子的行为方式一定意味着他们智力低下。相反，多动症孩子知道的与其他同龄人和同社区的孩子差不多！他们的智力水平与人群整体水平是一样的。

作为知识与表现装置的大脑

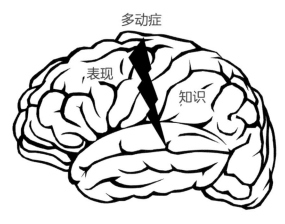

图 3

你的孩子并不"坏"

如果你经常发现自己对多动症孩子生气，那可能是因为你知道孩子并不愚蠢。那么她为什么不利用知道的知识去做她该做的事呢？可悲的是，一些家长和其他权威人士认为，孩子肯定是不负责任的、恶意的，就是单纯的"坏"。这就是你为什么要提醒自己，孩子的行为并不是"不愿"的问题，而是"不能"，这一点对于促进你与孩子之间持久的积极关系起着强有力的影响——这能让你尽你所能地帮助孩子。多动症人群并不是主动选择冲动行事，无视他们所知道的在不同情况下该做的行为。他们的大脑在工作记忆和冲动控制方面存在与生俱来的问题。

你无法通过教授知识和技能来"搞定"多动症的孩子

数十年来，对多动症儿童和青少年进行技能训练的研究表明，这种方法并不是很有效。然而，许多教师和专业人士仍在沿着这条路走下去，因为他们认为多动症孩子之所以表现得很糟糕，只是因为他们不知道该如何表现良好。"嘿，如果你的儿子没有朋友，在其他孩子面前表现不好，那就把他放到社交技能组吧。""如果你的女儿组织不善或不能很好地管理时间，那就让我们给她一些与组织技能相关的辅导帮助吧。"从表面上看这些建议是有道理的。但技能和知识并不是真正的问题。在需要的时候、需要的地方使用这些技能，才是关键。孩子们能学会这些技能吗？答案是肯定的。他们需要接受这些技能的培训吗？也许不需要。针对某些特殊技能的训练课程可能有些许帮助，但多动症孩子会在需要的情况下使用这些技能吗？不会。

此处的底线是，试图教授多动症孩子知识和技能在很大程度上是浪费时间和精力，他们的大脑很难在实践中随时随地提取和应用这些信息——即在行为中应用这些知识。（这不仅适用于你如何亲自帮助孩子，也适用于治疗和特殊教育方法——避免使用只注重技能培训和知识的方法。）相反，要改变表现点（the point of performance），帮助孩子将他们所知道的展现出来。表现点指的是在自然环境中使用这些知识或技能会有帮助的地方。对情境做出改良，提示孩子，并为她在合适的时间和地点展示和使用这些知识给予奖励。所有有效的父母帮助和治疗都发生在表现点上。

这一建议适用于帮助孩子克服多动症的大部分执行功能缺陷。特别是在帮助孩子克服工作记忆薄弱的问题上，解决方法是直截了当的：不要要求孩子记住他所需要的所有知识和技能，或者在工作时把这些都记在心里。

> **解决方案**：卸下工作记忆的负担，让信息以实体的方式展示出来。

想想孩子在做某项特定任务或作业时需要知道什么或记住什么。记住，孩子在做手头的任务时无法将任务记在心里。

将必要的信息转移到孩子大脑之外的可视化存储设备中。与其要求孩子记住这类信息，还不如将重要信息记录在纸上，或者便条、档案卡或图表上。将信息实体化，并将其放在当孩子需要时——即该任务的表现点——可以看到的地方。**列出清单**。如果你经常写"待办事项"清单，你要做的就是：把你的想法写下来（卸下这些"负担"），写在实物上（纸上），以便存储以及更方便回忆。你也可以把清单放在经常能看到的地方。所有这些都可以帮助你记住你应该做什么。我们都受益于一些辅助工作记忆的东西，但是多动症孩子是真的需要它们。所以，试着给孩子写一些简短的清单，比如家务活（见后面的"制作家务卡片"）、家庭作业、家规，以及其他你希望孩子在无法独立完成任务时可以牢记在心的事情，把清单放在孩子需要的地方，这样他在必须完成这类工作的时候能够看到。把家规贴在冰箱上，孩子会经常看到，并得到提醒：家里正在执行这些规定。在孩子的衣柜门上或孩子要出发去上学时必经的门后面（或两者！）贴上"上学准备例行活动"。在浴室镜子上贴上洗漱步骤或刷牙步骤（或两者）的清单。便签就是为此发明的——提醒我们在何时何地完成任务。你可以在关注家庭网站（Focus on the Family）上找到很多按年龄细分的免费家务清单。该网站还列出了适合特定年龄段的家务活，其他网站则提供了一些图表，你可以下载这些图表来进一步梳理家务活列表（见本书末的"资源"部分）。对于多动症儿童来说，你可能需要把每一件家务分解成非常具体的步骤。

制作图片清单。信息不一定非得以单词或列表的形式存储在一些设备上。图片的效果也一样好，甚至更好，而且比口头指令更容易回忆，对于年幼儿童或那些可能患有自闭症和多动症的儿童来说尤其如此。所以当孩子有事需要完成的时候，你不仅可以把步骤写在卡片上，让孩子在工作时随身携带，还可以让他画出每一步的简单图片，制成图片清单。你还可以在互联网上找到许多这样的图片清单，可用于大多数孩子必须完成的日常任务，其中许多是免费的。即使有些图片针对的是患有自闭症或智力障碍的儿童，在完成日常任务的关键位置展示图片清单，例如洗澡、穿衣、刷牙、洗手、打扫卧室等，对所有儿童也都有帮助。最重要的是用一些物理线索来提醒孩子在这个时候、这个地方该做些什么。

提供书面的工作规则。孩子可能要在餐桌旁坐下来写作业。她应该大致遵循什么步骤？这些步骤可能包括：

1. 调查任务；
2. 阅读指令；
3. 回答第一个问题；
4. 写下来；
5. 检查其准确性；
6. 进入下一个问题；
7. 重复。

把这些步骤按顺序写在卡片上。在卡片上添加某种奖励（见原则 7），奖励孩子正确地遵循步骤并完成指定的工作。然后把这张卡片放在孩子面前，这样他可以在工作时参考。显然，这个策略，就像上面列出的那样，要求孩子达到一定年龄，能够阅读和理解卡片上的文字。对于年幼的孩子，请参见上面的"制作图片清单"建议。

制作家务卡片。当你要求孩子做日常家务时也可以这样做，比如收拾客厅的玩具、整理自己的房间、将餐具放入或拿出洗碗机、给家里的宠物喂饲料和倒水、摆放晚餐使用的餐具等。每种家务都可以制作单独的档案卡，每张档案卡都包含孩子完成任务要遵循的步骤（见原则 7）。孩子要完成的任务几乎都可以分解成简单的步骤。把这些步骤写在卡片上，在孩子工作时放到他的面前。例如清理卧室，家长可能会列出以下步骤：

- 整理被褥，把床单铺好，然后把毯子或床罩铺到最上面，把枕头放在床头；
- 把地板和床上的脏衣服捡起来，然后放在衣柜的衣篮或箱子里；
- 把玩具放回玩具盒、箱子或架子等平时收纳它们的地方；
- 捡起垃圾、没吃的食物、食物包装纸和废纸，把它们扔进垃圾桶；
- 把脏盘子带回厨房，放在水槽旁边。

同样，该策略是为那些已经有阅读理解能力的孩子准备的；对于年幼的孩子，可以使用图片提醒，甚至图片清单（如上所述）。

鼓励大声自我对话。另一种方法是让孩子在任务中大声地对自己说出他应该做什么，这样可以增强孩子的工作记忆。他可以阅读和背诵你写在档案卡上的规则或步骤，以记住那些规则或指令。你也可以在工作时提示他，让他告诉你他在做什么，下一步是什么。让孩子的注意力集中在工作上。

自我对话最适合 5 岁以上的孩子。对于年幼的孩子来说，他们还无法用自我对话来控制或引导行为。你可能需要在处理任务的整个过程中定时给孩子提供温和的提醒。

创建行为契约。对于年龄较大的儿童和青少年来说，建立行为契约对记忆和动机都非常有帮助。和孩子坐下来讨论她在完成某项任务或目标时遇到的困难。一起写一份契约，说明任务是什么，多久完成一次，在多长时间内完成，以及在被要求时必须完成。然后在契约中说明孩子这样做能得到什么，可以是金钱、积分、代币、做喜爱的活动（例如使用电子设备）的时间等。契约中可以只包含奖励，或者也可以包含如果孩子没有按要求完成工作将失去什么。孩子使用的代币或积分系统中规定不做作业会被扣分，此时惩罚的效果最好（见原则7）。你也可以先在契约中规定后果的奖励部分，如果以后有必要，再加上惩罚部分。契约写好后，让孩子签名，你也应该签名。然后把契约贴在冰箱门等显眼的地方。

智能技术怎么用呢？ 考虑到智能技术在我们和孩子的生活中如此普遍，去搜索小工具、应用程序和网站来帮助孩子组织规划、提醒她需要做什么和怎么做，尤其是什么时候应该做（时间管理辅助工具），是极具诱惑性的。一些适用于智能手机或平板电脑的设备和应用程序会很有帮助，可以简单地用来提醒人们什么时候该做什么，比如在一天中的特定时间服用规定的多动症药物。约瑟夫·比德曼（Joseph Biederman）博士及其同事开发了一个应用程序来帮助提醒患者何时服药，特别是当需要重新填写处方时，这对患有多动症的成年人以及多动症儿童和青少年的父母很有帮助。但这个程序并不是为儿童设计的。另一个资源——观察者（WatchMinder），也被证实有用。这是一款带有数字显示屏的手表，它能在需要完成事情时发出简单的提示，例如预约或服药（见本书末的"资源"部分）。现在，智能手机有了带有提醒的日历程序，同样可以达到这个目的。你只需在浏览器中搜索关键词"应用程序＋多动症"，就可以找到显示其他多动症应用程序的各种网站。但根据我和我许多同事的临床经验，这些设备和应用程序在辅助工作记忆和时间观念方面并不像人们想象的那样有效，原因有很多，如下所述。

- 需要确保设备已充电，并知道设备和电源线目前的位置（经常听说多动症患者因放错这些东西而忘记充电）。
- 必须首先找到、购买并安装应用程序或设备，然后将重要信息（日期、时间、要做的事情、其他细节列表等）输入其中。患有多动症的人不太可能在每周或每次日历或清单需要更新关键信息时都这样做。
- 当需要用设备来提醒儿童或青少年做什么和什么时候做时，设备需要在儿童身边（如上所述，患有多动症的人在离开时经常忘记带设备，而纸质清单、卡片、笔记以及其他线索被放置在需要的地方，以便患者在需要完成任务的情况下可以立即看到它们）。

- 关键信息是看不见的，隐藏在应用程序或设备中，直到提示器激活
  的那一刻才显示出来。（让清单或提示器始终处在视线范围中，这对
  多动症人群是有益的，这样他们就可以反复看到它们，即使还没到
  做相关任务的时间。）

由于上述和其他原因，技术含量较低的纸质辅助工具，如单页清单、便
签、档案卡和放在儿童周围的关键位置（打开放在书桌或厨房桌子上，或贴在
冰箱门或其他门上）上的周历，似乎比智能技术及其应用程序的效果要好得多。

专栏 16

别提醒太多了！

在原则 7 中，我提醒你注意这样一种可能性：奖励被过度使用，这意味
着奖励被应用到孩子应该做的每一项任务中，或者孩子对整个奖励体系的
兴趣超过了自己取得的成绩本身。同样的提醒也适用于"卸下信息的负担
以辅助孩子的工作记忆"的情况。不要在那些需要完成任务或遵守指示的
地方，放置太多的笔记和提醒，你不会希望孩子被过多的细节和不必要的
杂乱所淹没。你用的外部存储设备应该包含足够的信息来提醒孩子她已经
了解的东西以及将要做的事情的基础知识。我们的目标不是提供技能手册，
也不是从头开始教授信息。单个单词或短语和（或）图片提示或清单就足
以调动孩子有关特定情况下该做什么的已有信息。我曾经坐过一个多动症
成年人的车，他是一家制药公司的销售代表。我忍不住注意到他的整个仪
表盘（包括仪表！）上面都贴满了便签。他用这些便签来提醒自己在特
定时间需要做的事情或必须去的地方，但它们可能有上百个！多到让人分
心！上面列出的家庭作业的 7 个步骤说明了孩子的提醒语应该非常简单和简
洁。为了进一步帮助孩子创建家务清单和其他提醒，只需上网搜索"儿童
家务清单"，就会出现许多网站，提供适用于不同年龄的各种清单和图表。

原则 *10*

有规划，有组织

我不必告诉你多动症孩子缺乏组织管理能力，能够表明这种特殊的执行功能上的弱点的证据随处可见。从孩子混乱的卧室到塞满皱巴巴的纸张的背包，再到"炸弹袭击后"的游戏区，孩子的家庭环境总是处于混乱之中。孩子的老师也对多动症的这一方面很了解：孩子"完成"的作业不见了，书本消失了，寄回家让父母签名的笔记再也找不着了。如果你和孩子的老师建立了奖励制度（原则 7），孩子可能会比过去更有动力收拾和存储他的东西。如果孩子已经得到了关于如何处理作业材料、衣服和玩具的表现点提示（原则 9），你就不必再一直做所有的清理工作了。如果孩子用外部时钟来代替缺失的内部时钟（原则 8），那么他最近也许能完成更多的任务。但是，组织规划对孩子来说总是一场斗争。

> **问题**：多动症会破坏自我组织（self-organization）。

对于多动症患者来说，一个主要的问题是他们很难在生活中进行组织管理，而这种组织能力能让个体更高效、及时且有效地满足日常责任和其他与工作和生活相关的需求。是的，我们每个人都会周期性地经历混乱的时期——这是当代生活的特点，我们很难找到时间来组织管理和保持条理以达到最大的效率。但多动症儿童和青少年在这一点上更为艰难，他们的组织管理水平排在同龄人中的最后 7%。

引言中描述的许多执行功能缺陷（不仅是组织、计划和解决问题的具体问题）共同造成多动症患者缺乏组织能力。

他们的心理过滤器充满漏洞。组织事物的问题始于大脑，多动症人群常常把自己的思维描述为一团混乱。人类的大脑允许多种想法从任何地方进入我们的意识，这样它就可以把各种紧密而模糊的想法整合在一起，形成最终的联系。当大脑没有参与到完成某个目标或任务的过程中时，思维就会畅通无阻地"跳跃"。当某件事确实需要我们集中注意力时，大多数人都可以保持专注，暂时把不相关的信息排除在外。但对多动症患者来说，要让大脑停止天生的"四处游荡"的倾向要困难得多。在多动症孩子试图思考必须完成的任务时——孩子确实尝试了，尽管有时你觉得很难相信——其他思绪可能会悄悄进入孩子的大脑并分散他的注意力。白日梦占了上风，而思维没有投入工作。

工作记忆缺陷。正如你从原则 9 了解到的，多动症儿童在考虑达成目标的方法时，也很难记住信息。

时间管理缺陷。原则 8 解释了为什么孩子会在时间方面和时间管理上受尽折磨。但这也有助于我们理解，为什么他觉得很难将想采取的行动安排在正确或最有效的执行序列上。毕竟，时间确实是一系列的事件，所以如果你在时间方面存在困难，你也会在事情的时间顺序方面感到困难。

注意力和自我约束的普遍问题打破了平衡。如果这些问题还不足以让多动症的孩子变得混乱，那么再加上注意力不集中和冲动控制能力弱，就足以让孩子难以忽略周围发生的分心事件。这些事件比他们想做的与任务相关的事情更能吸引他们的注意力和随后的反应。

如果没有强大的自我激励能力，是无法对自我进行组织管理的。在这些困难之上，孩子往往没有足够的动力来组织管理他的生活。他会寻找捷径，用尽可能少的努力完成任务（缺乏毅力）。把用过的东西扔到他刚才使用的地方，会比把它们放回原处容易得多。所以，多动症儿童不仅思想混乱，她的家、工作空间、学校空间以及生活也是如此。整理物品并将它们放回原处，现在可能需要一些额外的时间和精力，但是这么做能让以后的效率更高。但是，多动症患者不会直接考虑生活中的"以后"，因此"以后"也就无法成为让他们保持条理性的有力理由了。这就是为什么多动症人群如此缺乏组织能力。

解决方案：帮助孩子在表现点上保持条理性。

　　就像帮助孩子弥补时间和工作记忆上的缺陷一样，在需要完成任务的地方采取解决方案是关键。因此，帮助多动症儿童获得并保持条理性的第一步，是调查孩子目前在哪些方面缺乏条理，以及在哪些方面缺乏条理会对他的家庭、工作、学校和（或）社会生活产生不利影响。问题出在哪里？和孩子一起快速地把这些地方和空间分类，并优先考虑哪些地方需要先理顺。在"表现点"中，我不仅列出了地点，还列出了时间——在这些工作时间内孩子由于缺乏组织能力而遇到了问题。

　　尽管每个工作空间不同，可能需要以不同的方式进行组织整理以获得最大的效率，但在为孩子组织整理任何工作空间时，你可以遵循一些一般规则。

　　工作在哪里进行？这是最好的地方吗？它对多动症人群是否友好，是否几乎没有干扰？当孩子在那里工作时，你或孩子的老师能经常监督这个工作场所吗？如果没有，则更改位置或重新整理，使其满足这些要求。对我认识的一个孩子来说，客厅旁边的小隔间比放了书桌的卧室更适合做作业。他的房间里摆满了玩具，这些玩具总是让他分心，而客厅就在厨房旁边，他的父母会在厨房里待很长时间。隔间原本是妈妈的办公空间，她发现隔间里有书架和抽屉可以放儿子的资料，而且她可以在儿子做作业时定期监督他，因此她很高兴地把隔间给了儿子使用。

　　在完成工作时，需要在这里放哪些经常使用的材料？参考其他人的工作台、学校课桌或书桌，应该能发现常见的重要材料，从铅笔到白纸、便笺、档案卡、尺子、订书机、胶带、回形针，甚至可能是计算器，通常还有一些照明设备。根据孩子年龄的不同，可能还有计算机或平板电脑。无论工作内容是什么，这些材料和设备都可以支持我们完成许多不同的任务。除此之外，人们通常有一本翻到当天的日历，以便他们可以看到什么工作到期限了或什么事情需要做。他们也可能有一块小的印有横线的书写板，上面印着该项目的待办事项清单——即完成这个特殊的，通常是复杂的项目需要遵循的步骤。他们通常会将其分解为更小的步骤或工作量（如前面的原则所述），以简化工作，使其看起来不那么难以克服，从而更有可能完成。

你的孩子的工作空间如何呢？不管孩子是在餐桌上做作业，还是在其他地方的专用书桌上做作业，所有这些材料是否都在孩子伸手可及的位置（比如可能在厨房的架子或者书桌上方的文件架上）？不要只考虑你在孩子现在的工作空间里看到的东西，还要考虑你经常在别的地方发现的、孩子放错位置的东西（"妈妈，我的剪刀在哪里？"）。你和孩子可以列一个清单，说明在每个空间里完成对应的任务需要的物品。以下是一些示例。

桌子。纸、钢笔和铅笔、美术用品、家庭作业的待办事项清单（可擦板是很好的工具）、作业本、奖励记录（如果你正在使用）（见原则 7）、计时器（如果你正在使用）（见原则 8），等等。

书包。大多数家长都会同意孩子每天带去学校的背包应该放在特定位置（比如在孩子早上必经的门边的挂钩或架子上），所有需要放进去的东西都应该在前一天晚上放好，或在放书包的位置整理好。放一份应该装哪些东西的清单，有助于最后一分钟做检查。

体育器材。多动症儿童比其他儿童更需要运动这个发泄方式，然而他们总是最先到了运动场，却没有带齐器材。你能在房子里指定一个地方放这些物品吗？如果你开车送孩子去锻炼，车库是否有不会被忽略的架子可以放这些器材？如果有一份孩子需要带什么去锻炼的清单也很有帮助，或者你可以在架子应该存放某个器材的位置贴上标签。

卧室。这很大程度上取决于孩子的年龄，但是要有体系地（有标签作为工作记忆的辅助工具）储存干净的衣服、脏衣服、玩具和书等。

学校用品。同样取决于孩子的年龄。如果你能做到，检查一下孩子的课桌和（或）储物柜，看看是否需要整理一下，这通常很有帮助。对于在家里用的东西，确保你有材料来帮助孩子组织管理任务，如笔记本、夹子、彩色编码的直立文件夹和文件袋、风琴文件夹，以及笔架、笔座和笔盒等。

什么时候做这种工作最好？在学校，老师布置了课堂作业，作业必须在上课的时候完成。但在家里就比较灵活。因此，想想你的孩子什么时候最有可能愿意（并且有能力）做所需的工作。

- 通常不应该在多动症孩子放学一到家的时候就要求他们做家庭作业。他们的动力因一整天的功课和对自我调节的其他要求而耗尽。他们的执行功能"油箱"已经空了，需要加油。大多数家长会让孩子在放学后吃点零食，玩一会儿，重新"充电"。然后家长可以要求孩子在晚饭前（或饭后）做家庭作业。
- 做家务的最佳时间，比如打扫卧室，通常是在周末，一般是在孩子做休闲活动之前。当然，每个孩子都是不同的，所以想想孩子在一天和一周中的能量水平，以及她通常最能集中精力的时候，并相应地安排任务。也许可以在晚饭后、玩耍或看电视前做一件简单的家务，但更大型的家务应该等到星期六早上。或者，大型家务应在工作日分成几个部分来做，因为孩子很重视在周六把所有的宝贵精力都投入一项运动或其他活动中。

另外，别忘了，多动症儿童的游戏空间和工作空间可能同样混乱。网上有很多关于这个话题的视频和网站。还有一些产品，如玩具架、储物箱和其他材料，可以帮助他们更好地组织整理卧室和游戏室，并帮助他们保持这种状态。

再次说明，本章的主旨不是给你可做事情的具体建议，来帮助组织管理孩子的工作、游戏与空间。你可以在互联网上找到很多关于这些事情的信息。本章的重点，如同这本书的重点，是教你在养育多动症孩子时需要牢记的管理原则，以及你为什么需要了解这些原则。一旦你知道了为什么，怎么做就更容易理解和实现了。有了这些原则，细节对你来说就会变得流畅和有意义。但如果你不知道这些原则及其背后的"原理"，那么具体的做法就不会那么明显或有效。对于如何在自己的孩子身上应用这些原则，你自然也不会去探索自己的创造性想法。

你还必须记住，多动症孩子患有障碍，这会导致他极度缺乏组织能力。

如果不定期监督，孩子会经常陷入混乱。这意味着你必须在孩子工作时更密切、更经常地监督他，根据需要帮助他改变方向，找到激励他坚持下去的方法，并定期检查他的工作空间和其他地方，确保他保持井然有序。如果没有这样的监督，久而久之，多动症儿童往往会回到混乱无序的做事方式，工作场所和游戏空间也是如此。

专栏 17

借助互联网开始变得有条理！

大量网站和其他在线资源都会提供参考（和销售产品），来协助你让多动症孩子变得更有条理。本书最后的"资源"部分列出了其中一些，而此处列出一份从《多动态度》（*ADDitude*）杂志（致力于帮助多动症人群及其家人）里获得的组织步骤。

卧室

- 清理床铺。
- 整理桌子。
- 将垃圾放在指定的位置。
- 整理书架。
- 设置固定的阅读位置。
- 如有疑问，请贴上标签。
- 整理床下的"怪兽"（乱七八糟的东西）。
- 把反季节的衣服放在箱子里或衣柜的一个独立空间里。
- 把脏衣篮放在房间前的中间位置。
- 把衣服分类。
- 衣柜里准备好衣架，用来放一周的衣服。
- 添加鞋架。

游戏区

- 找地方专门放玩具。
- 扔掉旧玩具。
- 尽可能改变用途。
- 创建游戏中心。
- 一物多用。

孩子的工作空间

- 使用墙壁上的空间。
- 做计划。
- 制作日历。
- 制作一个学校专用的架子。
- 整理背包。
- 保持背包清洁。
- 整理用品。
- 画一张图来表示背包里的东西要放在哪里。
- 多要一套学校课本（放在家里工作的地方）。
- （在工作区）展示孩子最好的作品。
- 指定学习空间。
- 安排固定的写作业时间。

来源：ADDitude 网站。经 Wayne Kalyn 授权使用。

不要让组织管理超越目标本身

过于注重条理会变得过于整洁，实际上会妨碍孩子高效地完成工作和其他需要完成的项目。在组织管理上花的时间太多，在合理时间内实际花在完成工作上的时间就会太少。在打印文件夹标签时保持整洁，整理桌面材料使其完全对齐，注重装饰及其颜色和图案，以及确保铅笔削尖到完美的程度，这些都无助于提高效率。相反，它们把重点放在了帮助完成工作上，而不是工作本身。

此外，研究表明，有点冲动和杂乱无章可能有助于发挥创造力。这是因为其允许个人探索将想法或项目的一部分结合起来的新方法，而那些更有组织性和执着于目标的人是不会注意到的。实际上，他们会无意识或有意识地抑制这种不寻常的心理联想，以保持对目标的专注，并削减过多的额外输入和头脑中的联想。显然，在专注于目标和让想象力有足够的自由来创新之间找到合适的界限并不总是容易的。对于多动症儿童的父母来说，找到这条分界线的关键是密切关注孩子是如何工作和思考的，以及发生了什么情况。关于如何保持觉知，请参见原则 5。

即使你的目标不是促进创造力，也要在孩子的工作中找时间鼓励她放开手脚，利用她所拥有的材料和天生充满创造力的思维来获得乐趣。这种休息能让你们双方都恢复活力。当你对周围的混乱的耐心达到极限的时候，这可以在很大程度上缓解沮丧和压力。

12 Principles

for

Raising

a Child

with ADHD

原则 *11*

使问题解决具体化

你很了解孩子缺乏组织能力的倾向（原则 10），你也很了解孩子在解决问题上遇到的麻烦。也许你 6 岁的儿子因为吃不到所有口味的冰激凌而感到沮丧，因为他好像没办法选一个自己最喜欢的。也许你 8 岁的女儿在交朋友上有困难，因为当一群孩子都想玩不同的游戏时，她不知道如何妥协。许多父母告诉我，他们的孩子经常受到伤害，因为他们无法评估放任自己陷入高能量的冲动所带来的风险，也无法选择保护自己安全的行动。

除了身体上的伤害，解决问题的能力不足往往会导致情绪崩溃，因为孩子不得不承受做出错误选择，甚至完全没有选择的后果。作为父母，你可能会共情孩子的失望，但不会共情孩子不断做出错误决定的事实，尽管你进行了所有的指导、技能培训和知识传授。如你所知，如果你读过前文的原则，世界上所有的知识和技能都无法消除孩子与多动症相关的执行功能缺陷。但这并不意味着父母对解决问题能力薄弱的孩子无能为力。希望原则 2—4 能帮助你采取富有同情心的态度，更深刻地理解孩子令人沮丧的行为源于神经系统问题这一事实。孩子不是"不会"，而是"不能"。理解这一点可以大大防止问题解决上的挫败所带来的沮丧感在你和孩子之间造成隔阂。

但是，这当然不一定能帮助孩子解决问题——解决他在何时何地需要这么做的问题。这就是本章其余部分的内容。另外，在原则 12 中，你会获得关于防止情绪崩溃的帮助（这种情绪崩溃源于情绪调节技能的薄弱）——不是通过教授新的技能，而是通过计划和调整经常发生情绪崩溃的环境来减少其发生的频率。

在日常生活的各个领域都需要解决问题，随着孩子的成长，问题解决也越来越复杂。即使是一个婴儿，当她哭的时候也在完成一种非常原始的解决问题的方式，当父母没有马上回应时，她会哭得更大声。当一个很小的孩子发现他能搭建积木或乐高的时候，他就是在解决问题。小学的孩子在做数学作业时，实际上也是在解决问题。当孩子接近青春期时，他必须开始解决更复杂的问题，在遵守社区规章、满足家庭期望和努力实现个人目标的同时，找出做自己想做的事情的方法。但对于多动症患者来说，解决问题这一核心功能甚至比自我管理更难，尤其是必须在头脑中思考如何解决问题的时候。

> **问题**：多动症人群很难把事情记在心里，并用它们来解决问题。

我们称之为问题解决，孩子们称之为玩耍。当孩子在玩耍时，他们首先用手（手动）把东西拆开。这就是我们所谓的分析。这能让孩子看到玩具、拼图、工具或简单的机器中包含哪些部分，以及它们如何一起运作来实现它们的功能。

最终，孩子将以各种方式重新组合这些零件，这被称为综合。年幼的孩子玩实际的拼图块或积木，测试各种组合，看看它们如何组合在一起以构建出结构或画面。大多数组合不是很有用，但一些独特的组合可以帮助孩子建构乐高结构或完成图片拼图。

通过这个分析和综合的过程，孩子了解了他们的世界——知道它可以被拆解，而由此产生的部分能够以新颖的方式重组起来。这是我们一生都在遵循的过程。我们为了了解工作原理而拆开的每一件东西，都教会了我们一些关于单个组件的知识，我们用这些知识把东西重新组合起来。当我们成年的时候，就存储了相当多的信息，可以用来解决问题。

孩子一开始是手动进行分析和综合的，但随着成熟，他们发展了视觉表象的思维能力，这使他们能够跳过手工操作，开始在头脑中移动图像。例如，一个 4 岁或 5 岁的孩子可能会记住一些图像。我们知道这一点，因为画任何记忆里的东西都需要在头脑中存储一个你正在绘制的图像，然后激活该图像作为绘图的模板。但是这个年龄段的孩子还不能将他们脑海中的这些图像分解和重组，从而产生新的想法。几年后，到了青春期，他们就能做到这一点。因为孩子在早期的发展过程中多次用手操作物体，他最终不需要通过移动物体来测试不同的组合；相反，他可以在头脑中调用移动物体的图像，并在第一次尝试时有效地移动它们，以产生所需的结果。他通过手工操作找到了自己喜欢的组合，现在当他遇到类似的问题时，那些他喜爱的组合将是他第一个应用的组合。随着孩子的成熟，他们可以在心理上处理越来越多的问题元素，直到他们找到某种可能解决问题的组合。他们现在已经从体力劳动转向了以脑力游戏和问题解决为主。

发展问题解决能力的下一步不仅是熟练处理大脑中的图像，而且要操纵那些代表我们需要解决的问题的词语。我们的问题不仅仅涉及必须操纵的物体——打开排水管，缝上纽扣，重新整理衣柜。我们还需要在头脑中操纵词语，以决定在特定情况下写什么或说什么。

孩子不一定能意识到，自己在努力地通过分析和综合来学习，这样才能在工作记忆中储存能够满足各种需要的选择资源。他们这样做只是因为这样做本身就很有趣。

一般孩子在他们变得越来越灵活、与周围环境的互动越来越多的过程中，会本能地开始进行分析和综合。多动症儿童也是如此。但是引言中提到过，多动症患者在执行功能的发展上是落后的。不幸的是，这意味着他们不能像一般孩子那么早就运用视觉表象或操纵词语。当他们最终发展出这些心理能力时，他们肯定也不如一般孩子熟练。这也意味着，他们在执行解决任何特定问题的步骤时会受到执行功能缺陷的阻碍。

多动症儿童很难记住信息来引导行为指向目标。在头脑中保留信息——工作记忆——是解决问题的基础。想象一下，在你要完成包装礼物、煮咖啡或穿衣服这些最简单的任务时，如果你不记得上一次解决"问题"的步骤，或者如何使用必要的工具，最后你可能就会发现，包裹被胶带粘得乱七八糟却仍然没有包好，咖啡太淡或太浓，或者衣服皱巴巴、不合身。

多动症儿童不能像其他儿童一样分析和综合信息。显然，如果他们不能把所需的信息牢记在心并集中精力在问题上，他们就不能把问题分解开，或在玩耍中与问题互动，看看能否想出解决问题的方法或完成手头的任务。

正如前文提到的，多动症孩子经常感到他们的大脑是一个"杂乱无章的烂摊子"，就像一堆看起来根本无法拼凑在一起的拼图。由于缺乏通过分析和综合在心里模拟并解决问题的能力，他们被迫求助于动手尝试各种解决方案——这是一种在处理生活问题时缓慢、令人沮丧而且往往不成功的方法。

多动症儿童不能像一般儿童那样在心理上操纵词语。与多动症孩子一起生活，你会了解到，这是神经障碍导致他们出现的另一个缺陷。他们的书写经常不清楚（导致学校作业出现问题），而且不恰当的陈述或提问往往会脱口而出，在各种互动中造成麻烦，从而导致社会问题。一个以口头形式出现的问题往往会使他们陷入困境，因为他们很难将言语与视觉形象联系起来，也很难将视觉形象与有形物体联系起来，最后就会陷入混乱。

结果，他们看似重复同样的试错行为而没有从中吸取教训。多动症儿童会尝试同样的恶作剧，每次都会受伤，而且会坚持下去。解数学题时，即使做过 100 遍这样的题，他仍可能从一开始就不会同化解决问题的过程以有效地得到正确答案（或者根本不会做，总是被困在同一个错误上）。孩子会因为冲到队伍的最前面，或者不举手而吵闹着大声回答老师的问题，被老师一次又一次地训斥。所有这些不从错误中学习的情况都源于孩子分析、综合、记忆信息的能力有限，以及不善于处理问题要素来考虑可用的选项。

想想你曾考虑重新布置房间里的家具的时候。在你找到喜欢的方案之前，你不会真的一直移动房间里的东西；通常，人们会在脑海中想象将家具放在不同的地方的场景。如果他们认为一个想法可行，可能会把家具搬到那个地方。看看，在我们的脑海中思考不同的安排能节省多少时间和精力！我们可以在头脑中模拟环境，用这种模拟来代替物理环境本身，省去所有的体力劳动。

这种能力不仅为我们节省了大量的时间和精力，而且使我们免于犯错。这是因为我们可以在头脑中看到错误是如何发生的，并在现实生活中规避它。正如哲学家卡尔·波普尔（Karl Popper）曾经说的那样，人类拥有令人难以置信的心理模拟能力，我们可以让想法在我们的头脑中消亡。如果我们像几乎所有其他生物一样，只在现实世界中通过试错来学习，我们的错误可能会伤害甚至杀死我们。在行动之前，在心理上模拟事件是我们所说的沉思的一部分。它是我们头脑中的试错学习，而非在现实生活中，它不仅可以为旧问题带来新的解决方法，而且可以使我们免受许多伤害。当然，人们可以在脑海中"玩转"单词和短语，而不仅仅是心智图像。在真正说或写东西之前，我们可以用自己的"心声"来选择最佳的组合。比如，我在写这本书的时候已经大量地用了"心声"。

然后是分心。即使多动症儿童能通过工作记忆保持信息，并考虑解决某一特定问题的选择，但总是存在这种可能：更有趣的事情会分散孩子的注意力，破坏解决问题所需的心理步骤。

多动症的孩子很容易分心，一旦分心，他们就会失去这些心理信息，不得不重新开始。他们不能把注意力集中在问题上足够长的时间来解决它。然后他们要么重新开始思考，要么放弃解决问题，继续做一些更有趣的事情。他们被困在较早的、不太成熟的阶段，在这样的阶段中他们还停留于用操作来探索环境。虽然这是发展问题解决心智的一个必要阶段，正如我上面提到的，但与后一种更成熟的问题解决心智形式相比，前者比较缺乏效率。

那么我们怎样才能帮助多动症儿童在心理上进行这种问题解决呢？这一点很重要，因为随着他们的成长，在学业和以后的工作中，他们需要越来越多地依赖这种心理能力。

解决方案：用实物和手动操作解决问题。

如前所述，如果孩子在执行功能的发展方面落后了大约 30%，那么他很可能仍然倾向用手而不是头脑来解决问题。即使孩子开始发展工作记忆和问题解决能力，让他用手辅助解决问题也能提高成功率。你的目标是给孩子时间去发展问题解决能力，不因气馁而放弃。关键是要让他通过使用自己已经能做的事情——手动操作问题的各个部分来获得成功。

让我们假设孩子有一些算术作业要做，或要为语文课写一两段话。你能想出一种方法把问题的相关部分变成实物，就像拼图一样吗？你能使问题外化，从而可以用手操作吗？或者你能想到孩子可以用什么物体来表示问题的要素，并操纵它们来帮助解决这类问题吗？

下面是一些将算术问题具体化的方法。

- 在孩子的书桌上画一条像尺子一样的数字线。然后，孩子可以沿着数字线来回地数，来加减简单的数字。如果他在学习负数，也可以使用这种方法，例如，你可以把两条数字线放在一起，中心点是零，在左边的数字线上按顺序写上 –1 到 –20。

- 给孩子一些扑克筹码、弹珠或乐高积木，让她用手数出一定初始数量的筹码，在加法或减法题中，用这个代表数学题中的第一个数字。然后，孩子可以加上或减去第二个数字的筹码，得到答案。这通常是我们最初教孩子数学的方式——用一堆实体的物品。

- 允许孩子使用计算器。这个工具会使整个操作变得更容易，但是老师更希望孩子先学会加法或减法的操作，而不是在这之前就用计算器这种捷径。

- 让孩子在一张纸上计算数学题。

- 在孩子面前放一张像矩阵一样的数字表，最上面一行写 1—10，最左边一列写 1—10。在每个单元格中，写上顶部的数字和最左边的数字相加、相减或相乘的结果。孩子可以在表格上来回浏览，帮助他找到答案（并记住结果）。

写作的作业怎么办呢？假设孩子要读一个短篇故事或其中一章，然后写一篇短文。要使语言作业变得简单而具体，可以尝试以下方法。

- 让孩子先浏览整个故事。只要看看学习材料和书页上的内容（文字、图片等）即可。

- 然后让孩子只读第一段或一小部分。

- 现在让她大声说出她刚才读到的内容。你可以在她面前放一张卡片，上面写着"谁？是什么？为什么？在哪里？什么时候？怎么做？"。

■ 然后让孩子写下她的一些想法，甚至只是这些问题的答案。如果有需要，她可以用几个词或短语，甚至可以画一幅简单的画（涂鸦）。不需要精雕细琢，重点是帮助她记忆那一段中的重要内容。

■ 现在让孩子复习她写的东西，以便更彻底地巩固对这个故事的记忆。

■ 接着让孩子读下一段，重复上面的过程。

读、背诵、写、复习。请注意，孩子现在已经接触了学习材料大约4次，这有助于记住材料内容。他也学会了用我们都学过的常用问题对内容进行自我提问。此外，请注意，我们不仅让孩子通过写下一些笔记（或画一些简单的图）将内容操作化或具体化，我们还让他说出来。这是另一种通过大声说出信息以使信息外化和有形化的方式。正如我在工作记忆那一章中提到的，在工作时大声说出我们在努力记住的要做的事，可以增强我们对目标的工作记忆，以及我们实现目标的意愿，这可以让我们朝着目标前进。

阅读完短篇故事，孩子就可以看看她的笔记，用这些信息写一些关于故事的句子。她可以先用一个句子把发生的事情写下来，然后写一句关于接下来发生了什么的句子，当她接着看笔记时就可以继续这么写。大一点的孩子甚至可以把这些关于故事的句子输入电子文档，这是另一种使信息以实物形式呈现的方法。现在，孩子可以通过编辑、展开、复制、粘贴或移动句子来操作文档中的内容，从而提高阅读效果。电子文档可以帮助检查单词拼写，甚至通过同义词库菜单选项提出使用其他单词的建议。最后，让孩子写一两句话，谈谈她对这个故事的看法，她喜欢还是不喜欢这个故事，或者这个故事带给她的感受。换句话说，她可以评价这个故事。

每个解决方案的四个步骤

当面对任何需要解决的问题时，可以教孩子使用一些通用的策略，以起到辅助作用。

第一步：大声说出问题。

孩子被要求做什么或思考什么？例如：打扫自己房间。

第二步：分解。

可以把问题分解为更小的步骤吗？例如：

- 把玩具收起来；
- 把脏衣服捡起来放在篮子里；
- 整理床铺。

第三步：头脑风暴！

鼓励孩子思考并自由地联想问题的各个方面。当孩子思考这个问题的本质时，他脑子里会闪现什么想法？对于多动症孩子，一定要确保他们（或你）把每个想法都写在便签或 8 厘米 ×13 厘米的档案卡上。自由联想的点子有点像蝴蝶，你需要在它们飞过时抓住它们，否则它们很快就会从你的脑海中消失，很难或不可能再回来。这就是为什么多动症孩子处于非常不利的地位，他不能把自己的想法牢记在心。所以不要让他去试错，而要让他尽快把想法记下来。切记原则 9 中提到的工作记忆——将信息"卸载"到另一个存储设备上。

例如：

- 我过会儿再穿我的美国队长服装，所以现在不想它了。
- 我可以多穿几次睡衣，所以我就把它们放在床上，而不是放在篮子里。
- 我的妹妹丽莎在这里玩玩具马，所以她应该是那个把玩具马收起来的人。
- 我可以等游戏结束以后再收拾房间。

和孩子一起头脑风暴时，千万不要批评结果，不管这个想法多么牵强、愚蠢、可笑或疯狂。毕竟，我们的目标是尽可能多地从头脑中获取内容。一些提议可能不是你想要的结果，但是记住原则 4——你要忽略一些事情，比如在星期六上午 9 点之前把床铺整理好或把房间打扫干净，并达到你的标准。每一个头脑风暴的想法都可以在下一步进行评估。但批评的同时会扼杀创造力和头脑风暴。完美主义的孩子（很少出现在多动症患者中）或者自卑的孩子（在多动症患者中更常见）在头脑风暴的时候很可能会自我评判。因此，鼓励他们在头脑中关闭批评的声音，自由地联想问题及其要素。简而言之，即使这个步骤会让你们俩都对一些想法哈哈大笑，笑它们多么愚蠢和不切实际，但还是要疯狂一点，乐在其中。

第四步：对你写下的想法进行批评和分类。

帮助孩子决定哪些头脑风暴的想法可能有助于解决问题，哪些似乎没有帮助，甚至无关紧要。在批评每个想法时，请遵循以下顺序：

- 首先，让孩子陈述每个想法的优点和她喜欢的地方；
- 然后，让她思考并陈述它的缺点、局限性或不切实际之处；
- 现在，孩子可以把那些有用的东西梳理、组成一个计划，并进行测试，看看它是否能解决遇到的问题。

将此视为 SOAPS 方法：

陈述（State）情况并加以分解；

列出选项（Options）；

记录优点（Advantages），然后记录每种方法的缺点或存在的问题（Problems）；

最后看看是否有明显的解决方法（Solution）。

例如：

- 我之后会想玩电脑游戏（平板电脑），但它可能需要充电，所以我一会儿要一边玩一边把它插上电，然后当我做别的事情的时候把它放在柜台上充电，比如吃晚饭的时候。
  - 优点：下次我想玩电脑游戏的时候，我不必等待它充电，它已经充好电了。
  - 缺点：如果我不这样做，我的游戏就完蛋了，等我想玩的时候就根本没电，我会生气的。但如果我把它放在柜台上插上电源，妈妈开始做饭的时候，可能会妨碍她。既然那样，我会在沙发上玩并且插上电，在我不玩的时候就把它放在那里充电。
- 睡衣我可以多穿几次，所以我就把它们放在床上，而不是放在篮子里。
  - 优点：睡衣放在我使用的地方。
  - 缺点：我的床会很乱，而且有东西在床上时铺床会比较困难。
- 我妹妹丽莎在这里玩玩具马，所以她应该是那个把玩具马放好的人。
  - 优点：我不用做丽莎的整理工作，所有的玩具都会被收起来。
  - 缺点：丽莎会妨碍我，因为我想要快速地打扫干净，而她不需要。她可能不会把玩具马放在正确的地方。我必须等她收拾的时候，才能打扫房间。
- 我可以在游戏结束后再打扫房间。
  - 优点：我不会总想着回去玩，而停止打扫房间。
  - 缺点：我现在不知道什么时候才能完成游戏；这是新游戏，所以我可能只想一直玩下去。那意味着我的房间会很乱，妈妈会生气的。
  - 解决方法：推迟打扫房间，或者把一些东西放在外面而不把它们收起来，都是行不通的。这件事永远不会完成，我和妈妈终将为此争吵一整天。下面是我要做的。

- 当我在沙发上玩的时候，我应该把平板电脑插上电源，这样别人工作的时候它就不会碍事，即使我不用它，它也会充电。
- 我应该先把脏衣服放进篮子里，因为如果我先把玩具放好，我可能会因为想玩玩具而分心。
- 我的床上到处都是玩具，所以我必须在整理床之前把玩具放好。
- 为了让自己不要再玩玩具，在把它们从床上拿下来收拾好之前，我会留一个玩具，在上床之前给自己 5 分钟时间玩。
- 我会像妈妈一样为自己设置计时器，这样我就知道时间到了，要把玩具放好，开始整理床铺了。
- 我不必把床整理得很好，只需要尽可能地整洁。

请注意，这个孩子已经尽力减少在玩平板电脑和打扫房间的家务活上的潜在冲突（意识到拖延和做一半的任务会激怒妈妈，就像把平板电脑放在厨房柜台上一样），他和妈妈显然已经习惯为一些事情妥协。如果你需要重新学习这些有用的策略，请回看原则 4—6：确定优先事项（放弃完美的铺床标准），保持处于当下和觉知，帮助孩子承担责任；原则 8：让时间变得真实可感。

其他需要动手、具体化或外化来解决的问题

社会性问题。 多动症儿童在交朋友和维持友情方面经常出现问题（他们的冲动、多动、缺乏组织能力和情绪调节不良对其他人来说是一种挑战）。你可以使用 SOAPS 方法查看各种社会问题的多种解决方案：

- 在游戏或聚会上举止得体；
- 与兄弟姐妹和同学分享；
- 在团队或小组赛中成为好队友；

- 在节日庆典上遵守亲戚的家规；
- 在餐厅、宗教仪式、电影和现场表演中举止得体；
- 与陌生人互动。

你可以通过与孩子角色扮演来模拟许多社会性问题。你可以呈现出孩子出现问题的那些社会状况，测试或表现出不同的行为方式，这样孩子就可以看到行为的结果。

自助和自理技能。你可以用 SOAPS 法，在某些情况下还可以用角色扮演来解决穿衣、洗澡、刷牙等问题。

独立处理职责。准时上车、完成家庭作业、遵守青少年宵禁、做特定的家务等都是如此。每一个任务都可以按顺序分解成若干部分或步骤，然后组合起来形成行动计划。写下每一个步骤或者画一幅图，是使问题的解决步骤具体化的一种方法，从而在为行动计划制订正确的顺序时更容易记忆和操作。

让头脑中的问题手动化和实体化的建议

有很多聪明的方法可以让多动症孩子用手（和声音），而不仅仅是用大脑来解决问题。有时在网上搜索图片或图片清单可以给你提供一些关于如何解决某类问题的主意。写下问题的各个部分也能帮助孩子更好地看到和思考问题。更多方法，请参阅本书末的"资源"部分。

原则 *12*

未雨绸缪

为家里和家外的困难做好预案

与多动症孩子生活在一起，很多时候是难以承受的，或者至少是有压力的。你的孩子可能在一小时内做出各种在家不该做的事，比如烦扰兄弟姐妹或参与危险的活动。我在临床实践中遇到的父母曾告诉我，他们的孩子接触了厨房水槽下的有毒清洁产品、动了车库里的电动工具和父母的药柜。他们谈到孩子因为玩具或看什么电视节目等问题和兄弟姐妹发生争吵，以及有很多推搡或单方面的粗暴行为。我听过他们讲述，孩子试图从车道自制的坡道上跳下自行车，爬上秋千架的顶部，从卧室窗户爬到二楼的屋顶上，把菜刀插入电源插座，在车流中滑滑板，用锋利的罐盖或电动锯片做飞盘，简直就是在玩火。大家都知道，多动症儿童的活动远远超出了原则11 中所描述的健康发展的探索性游戏（解决问题的基础）的范畴——他们在电脑或电视上倒巧克力酱、将漂白剂倒进洗衣篮、在卧室地毯上把妈妈所有的化妆品混合在一起，用锤子砸碎家具，喂狗吃袜子，把家养的猫的尾巴吊在窗外，用永久性记号笔涂画昂贵的白色汽车，所有这些实验都只是为了看看会发生什么。根据这类父母报告，多动症在家庭中造成的压力几乎比任何其他儿童心理障碍（包括自闭症）都大。

由于多动症儿童和青少年缺乏自我控制能力，因此他们往往需要更多的"他人控制"。在自己似乎无法控制自己的行为时，其他人必须介入，以帮助他们管理自己的行为，而其他同龄孩子可能是可以做到的。当然，这个任务很大程度上会落在你（也就是父母）身上。你可能会觉得自己像一个消防员，花很多时间从一个火堆冲到另一个火堆，试图"扑灭"孩子的问题行为。当你试图在这些频繁的行为冲突之间喘口气、恢复情绪的同时，你可能会发现，自己只是在等待下一个问题的出现，因为你知道它一定会发生。

有趣的是，这里的关键问题其实不是孩子缺乏自我控制——这只是多动症的一部分，孩子是情不自禁的；问题是，你对此有何反应。

问题：多动症儿童的父母总处于被动模式。

尽管消防员试图教育公众预防火灾，但通常还是不得不处于被动状态。他们不能预见火灾并阻止它，他们只是响应紧急呼叫把火熄灭。尽管你可能觉得自己总是在采取措施将损害降到最低，但事实上并非如此。当你从一个危机冲到下一个危机时，你会进入一种被动的教养模式——主要是被动地等待事情发生，然后在事情发生时做出反应。它让人筋疲力尽，而且它并不会真正对你、对孩子或你们之间的关系有任何帮助。幸运的是，有一种替代被动模式的反应。

解决方案：积极主动！

未雨绸缪就是要提前思考，为出现问题的情况做计划，并在出现问题之前实施计划，以期减少或消除问题。在原则 4 中，我们练习了处理某些情况或条件，以大大减少甚至消除与之相关的问题。在那一章中，我们重点讨论了一天中可能出现问题的典型时间或引发问题的日常生活。你确认了那些时间段，大多数是在家，你和孩子因为必须做什么、怎么做、什么时候做这些事情而争吵，你们之间会以冲突告终。那一章提出的主要解决方案是，在这段时间内优先处理待办事项，减少对孩子的要求。如果你把这一原则付诸实践，你可能已经减少了与日常生活相关的压力，比如准备上学、做家庭作业、周末做家务或准备睡觉。但是那些有规律的日常或每周例行公事并不是多动症儿童唯一的麻烦。此外，还有很多离开家要去的地方——购物、餐馆、亲戚朋友家，也包括在自己家里举行一些较少但预期会办的活动，比如举办节日晚宴或孩子的生日聚会。

怎么办？以下策略主要针对离家在外的问题情境，但你也可以在日常生活中使用这些策略。此外，你还可以按照原则 4 确定事情的优先顺序。

列一张问题情境清单，包括家里和公共场所的。如果时间允许，也许在孩子上床睡觉后的晚上，坐下来，列一张反复出现的问题的清单。这些问题最有可能发生在哪里？尽管你列出了轻重缓急，家里的一些事情仍然让你觉得困扰（如有访客、打电话、做作业、睡觉、孩子被要求做家务，或者只是在空闲时间），那就把它们写下来。还可以考虑到离家在外的场所和事情，如商店、餐馆、礼拜堂、公园和游乐场、亲戚朋友的家。

选择一个问题情境，思考通常会发生什么。在那种情况下通常会发生什么？以在杂货店购物为例。

- 当你走进商店时，孩子是不是跑开了，跑进过道，远离你了？
- 孩子是不是看到什么就去摸什么？把你不想要的东西放进篮子里？
- 孩子是不是要求你给他买点吃的，或者他刚在柜台或架子上看到的玩具？（你觉得为什么商店会在收银台放糖果和其他吸引人的东西？）

想一想你可以在之前或当前情况下做些什么来阻止问题行为。既然你知道发生了什么，那么可以想想这本书中的其他一些原则是否有帮助。

- 首先要切记你孩子的执行年龄（可能是 6 岁），比他实际年龄（可能是 9 岁）晚了30%。问问自己，你是否应该在给自己买衣服、化妆品或日用品时带孩子去购物。你应该带一个 6 岁的孩子去对他来说很无聊的女装店吗？为什么不干脆找个保姆，这样你就可以安心购物了？
- 也许你可以考虑原则 2，提醒自己，你的孩子患有一种障碍。他在这家商店里缺乏自制力不是故意的；这是多动症的一部分。你可以改变你的反应，你可以提前计划阻止一些他的问题行为，但仅此而已。接受现实，你在进入商店时压力就会减轻一些，这样你就有更多的资源来处理这次购物之旅。

■ 当你在商店里时，根据原则 4 确定事情的优先顺序——确定你真正要做的事情，并准备好在事情不顺利时找齐并购买必需品即可。想想你该如何降低孩子在商店里的行为标准，以减少冲突，尽快平静地完成任务。

■ 记住原则 8，考虑到孩子没有时间观念和急躁的特点，在智能手机上设置电子计时器（秒表功能）。当你进入一家商店时，把它交给孩子，这样他就可以在你购物时看到时间的流逝，他知道这项活动不会持续太久；看到一段时间流逝的过程会让孩子更容易等到最后。或者，更好的管理时间的方法是，你可以在网上订购所需的生活用品，然后设定一个取货时间，开车到指定的停车位，迅速把已经打包好并付了钱的东西拿回来。

■ 运用你在原则 7 中学到的知识，当你在购物时，关注孩子而不是只顾着购物清单，提醒孩子的行为举止，并用温柔的触摸来引起他的注意。

制订过渡计划。过渡计划是在你进入或过渡到问题情境之前所采取的一系列步骤。要制订这样的计划，你需要确定以下事项。

■ 规则。在这个即将到来的情境中，保证有你希望孩子遵守的两三条规则。例如，如果你要去商店，告诉孩子：（1）待在你身边；（2）未经要求不得碰任何东西；（3）不要求买任何东西。

■ 奖励。孩子遵守你制定的规则能获得什么？你是否计划使用代币系统，在购物时给孩子筹码，让她在旅途结束时可以用来买东西（糖果、冰激凌、芝士汉堡等）？或者之后带她去她喜欢的地方？简而言之，你会给孩子什么奖励来让孩子遵守你的规则？

■ 惩罚。如果孩子违反了规则或行为不端，你打算怎么做来管教孩子？你能拿走代币吗？在商店找个安静角落让孩子计时暂停？（请参阅专栏 18）或者剥夺她的一些特权？

专栏 18

在公共场所采取计时暂停

不要害怕在公共场所使用计时暂停，因为这是教孩子在公共场所遵守规则的最有效方法。在你向孩子解释了惩罚之后，一旦进入公共场所，就立即寻找一个方便的计时暂停地点，以备不时之需。

以下是一些方便的暂停地点。

在百货公司

- 把孩子带到别人不常经过的过道上，让他面对陈列柜阴暗的一面或角落。
- 或者把孩子带到大衣区，让他面对衣架。
- 使用礼品包装 / 信贷部门区域或洗手间光线较暗的一角。
- 如果附近有更衣室，请使用更衣室。
- 使用孕妇区（这里通常不是很忙，而且那里的妈妈富有同理心）。

在杂货店

- 让孩子面对冷冻食品柜台。
- 把孩子带到商店最远的角落。
- 找到贺卡陈列柜，让孩子面对柜台光线较暗的一面看贺卡。
- 在大多数杂货店很难找到一个可以计时暂停的地方，所以你可能得使用专栏 19 中列出的一种替代暂停的方法。

在礼拜堂

- 把孩子带到大多数教堂都有的"哭闹室"，在礼拜期间母亲会把易怒的宝宝带到那里。
- 利用教堂的门厅或入口。
- 使用大堂外的洗手间。

在餐馆里

- 去洗手间。
- 或者，请使用专栏 19 中列出的备选方案。

在别人家里

　　一定要向主人解释，你正在使用一种新的儿童管理方法，如果行为不端，你可能需要把孩子放在椅子上或让孩子站在光线不足的角落里。问他们哪里可以用。如果无法做到这一点，则使用专栏 19 中列出的备选方案。

在长途汽车旅行中

　　在让孩子上车之前，与孩子一起复习规则并设置奖励。一定要准备好游戏或活动让孩子在旅途中有事可做。如果你需要惩罚孩子，把车开到安全的停车区，让孩子坐在后座的地板上或者坐在车外靠近汽车的地板垫上。不要让孩子在车内无人看管，如果孩子坐在车外，也要有人照看他。

　　如果是在公共场所使用计时暂停，最短的惩罚通常只需要在家的一半时间，因为在公共场所实施计时暂停对孩子非常有效。另外，如果孩子未经允许就离开计时暂停的区域，可以拿走给她使用的代币系统的一些代币或点数（见原则 7）。

- **给孩子找点事做。** 对多动症儿童来说，让他们的双手有事可做，他们就会很开心。以下是不同的问题情境中可以考虑给孩子做的事情。
  - 购物时，带一些东西给孩子玩，比如电子游戏、安装了游戏的手机、变形金刚玩具或小马宝莉，或者孩子喜欢用手操作的任何东西。
  - 让孩子从架子上取下特定的物品，然后把它们放在购物车里。
  - 你可以把孩子放在购物车里，让孩子在购物时坐着，但要确保他在购物车里有事可做。一些杂货店甚至给购物车设计了孩子可以骑的小车，孩子可以坐在购物车的下方或正前方。

- 在家里，想想孩子能积极地做些什么来避免经常出现的麻烦。这可能意味着让他帮你完成任务。当你做家务的时候，不要任由孩子随心所欲，这样你就给了他足够的自由去犯错误。你能请他帮你吗？或者你可以让他在你干活的时候做一些他喜欢做的事情，比如画画、涂色、玩黏土，或者用积木搭一些东西？

- 如果你在户外工作，能让他玩耙子并试着耙树叶吗？有小花园铲子挖土吗？有罐子来收集那个时节的昆虫吗？在外面干活时让孩子用粉笔（可洗的）在露台或车道上画画？身体活动能在短时间内减轻多动症的症状，当然也能让孩子远离麻烦。所以，要让孩子做一些简单的事情，比如锻炼身体，在屋外跑来跑去，在车道上玩跳房子等。

实施过渡计划。在出现问题之前和发生问题期间，请遵循以下步骤。

- **停下！**在进入任何潜在的问题情境之前，停下来，确保自己已经向孩子解释了计划。例如，当你去商店的时候，停在正门外面检查一下过渡计划。不要在没有计划的情况下进入商店。

- **复习。**简要说明你提出的规则。如果孩子能阅读，考虑把规则写在 7.6 厘米 × 12.7 厘米的档案卡上，可以交给孩子全程携带。如果你用到上面列出的购物出行的 3 个规则，可以说得更简单："站近点，不要碰，不要请求。"

- **复述。**让孩子复述你的规则。

- **解释奖励。**告诉孩子她将获得什么，重复一遍，提醒她注意全程要表现得体才能得到奖励。

- **解释惩罚。**不管你打算做什么，都要事先告诉孩子——比如，在你进入商店之前。

- 马上让孩子做点事。立即提供这种消遣。例如，你一进商店就可以让孩子做一件能够分散他注意力的事。

- 全程给予频繁的反馈和奖励。不要像大多数父母那样，等到购物的最后一刻才来评估孩子表现如何，以及他是否因为良好行为赢得了什么。如果你想延迟给予良好行为的结果，多动症孩子是等不了的。因此，在外出途中要经常给予表扬、赞许、奖励或代币。如果忽略孩子表现出的良好行为而只对消极事件做出反应，就是在给孩子机会去犯错。

专栏 19

如果你无法在公共场所采取计时暂停

总有一些地方，是你无法让行为不当的孩子待在角落里的。以下是一些备选方案，但它们应仅在找不到暂停区域的情况下使用。

1. 把孩子带到楼外，让他面对着墙。

2. 把孩子带回车里，让她坐在后座的地板上。待在孩子旁边或车的前排座位上。

3. 随身带一个小记事本。在进入公共场所之前，告诉孩子你会记下他所有的不当行为，一到家他就会因为这些不当行为被计时暂停。当孩子在家计时暂停的时候，拍张照片，并把它放在记事本里，你会发现这是很有帮助的。在进入公共场所前向孩子展示这张照片，并说明如果他行为不当，回家后他可能就要去这个地方计时暂停。

4. 随身携带圆珠笔或记号笔。在进入公共场所前告诉孩子，如果她表现不好，你会在她手背上做个记号。回到家后，对于孩子手上的每一个记号，她都要进行一次最低时限的计时暂停。

■ 最后，对问题情境进行评估。一旦情境结束，给予孩子更多的反馈，告诉他你是怎么想的。也要问孩子他是怎么想的。如果情况特别好，可以发放一些额外的奖励。记住原则 7——行动，不要唠叨；少说话，多触摸，多奖励。

在公共场所，父母往往是被动而不是主动的。那是因为你身处那些场所肯定是有原因的——有一些目标要完成，办些琐事，有工作要做，甚至有人要见。尽管如此，当孩子从一种主要的活动类型过渡到另一种，或从一种环境过渡到另一种时，你可以随时随地使用所谓的过渡计划。假设你们一家要去看望你弟弟一家，你知道患有多动症的儿子喜欢和堂（表）兄弟们一起玩，不想离开。为了让自己顺利地离开，让回家的车程尽快结束，你可以制订一个过渡计划来列出规则。如果想让孩子尽快上车并且在车上表现好，就把奖励设置得特别吸引人。当你不得不让孩子远离他最喜欢的电子游戏或户外活动，去看牙医或参与其他一些他不太喜欢的活动时，你也可以这样做。只需根据孩子在特定的过渡过程中遇到的困难来调整奖励的价值，但要尽量坚持对所有未能遵守规则的情况进行一致的惩罚，以防止这些情况变得过于消极。减少多动症儿童问题的最佳策略是尽可能多地积极主动，而不是仅仅对孩子可能给你带来的任何麻烦做出反应。当然会有一些意想不到的事情，你只能忙着应付，也许只能使用被动育儿的方法，但即使这样，你可能也会发现你在早期情况下主动使用的策略可以帮你摆脱困境。

积极主动可以帮助你避免多动症孩子的许多不良行为。但是对于那些我们在多动症儿童身上比在其他儿童身上更容易见到的情绪崩溃呢？

> **问题**：多动症儿童调节情绪有困难，并不是因为他们缺乏技巧。

正如引言中所解释的，多动症儿童不能很好地调节自己的情绪。在表现原始情绪时，他们更容易冲动，抑制情绪的能力更低，而且不太能够运用其他人用来调节情绪的策略。使用这些策略能使我们对情绪的表达更适合当前的情况，更少引起与他人的冲突，也更可能有助于实现长期目标。对于这种缺陷，父母能做些什么？你在前文读到的一些内容会有所帮助：预见到孩子可能会感到失望、愤怒、沮丧，甚至兴高采烈的情况，可以避免你感到崩溃，或者可以通过改变或完全避免这种情境来防止孩子受到伤害。实施过渡计划也会有所帮助，但不总是这样。你也许可以控制破坏性的行为，但你不一定能阻止孩子感受到强烈的情感并任其泛滥。

> **解决方案**：了解情绪是如何运作的，这样你就可以在孩子被强烈的情绪所掌控之前主动干预。

迄今为止，对这个问题所做的研究很少，心理治疗方面也没有发现多少有助于改善这一领域执行缺陷的方法。在社会技能训练中，人们并没有发现教孩子控制愤怒的方法能推广到训练组以外的真实世界中。与多动症儿童一对一地工作，教他们在情绪激动时冷静下来的策略也不太成功。原因可能是之前所描述的以及这本书中反复出现的问题——多动症更多地关乎应用知识的问题，而不是知道该做什么的问题。迄今为止，有关促进情绪调节的少数研究都集中在教授新技能上——也就是，该做什么。它们不是为了解决真正的问题——行为表现，或者做自己知道的事情。因此，教多动症儿童情绪控制技能，如愤怒管理，不太可能帮助他们在现实生活中面对情绪挑战时使用这些控制策略。

那么，你有什么办法至少可以试着解决这个问题吗？幸运的是，有办法，但是这些策略都源于对我们的情绪如何被触发的理解，这样我们才能进行干预，帮助自己管理情绪。这些策略可以改变环境，或孩子对一个潜在的令人不安的情境的想法，从而降低他对此产生强烈情绪反应的可能性。该观点自然而然地从前面讨论过的问题中产生——如果问题是表现出我们所知道的信息（不是知道该做什么），那么改变表现点可以帮助多动症儿童在某种情境下展示他们所知道的，更好地控制情绪。

让我们从情绪是如何被触发的开始。在任何特定的情境中，我们都会关注正在发生的事情，评估情况，然后做出回应。

情境 → 注意 → 评估 → 回应

假设多动症孩子在操场上，另一个孩子试图拿走他正在玩的玩具，或者在他面前插队，抢走他想要玩的设备。或者另一个孩子对你儿子说了一些调侃甚至侮辱的话。现在，一个潜在的情绪触发事件已经发生。对你来说，一个触发情境可能是，在高速公路上另一个司机突然从你的车前面插入。

一旦孩子的情绪平衡被打破，这件事就会得到他充分的、全神贯注的关注，这通常非常迅速，也许也会成为他当时唯一关注的事。他不再关注更大的背景环境，而是专注于触发事件。此时你可以观察到，你的多动症孩子快速把头转向挑衅事件，眼睛睁大，嘴巴可能会张开，脸上明显流露出不愉快的惊讶表情。这种指向触发事件并全神贯注于它的反应几乎是反射性的，但并不完全如此。如果一个粗鲁、危险的司机猛然插到你的车前，你可能会突然把所有的注意力都集中在他身上，而不是集中在路面情况和其他司机身上。当你想象如果这个司机在离你的车一两米的地方插队会发生什么时，你的心可能会怦怦直跳。

现在，大脑通常会很快地将这种触发事件评估为一种威胁——被攻击（愤怒）或回避（恐惧），战斗或逃跑。对你的孩子来说，这可能只是一个特定的离散事件，比如在学校或院子里玩耍的时候有人把他的玩具拿走，这很快就会导致他的挫败感，甚至是反应性攻击。但这也可能是一些长时间的事件，会提高他的唤醒水平和警觉性，如在嘈杂的生日聚会上，每个人都在大声说话、大笑，或玩乐，所以随着时间的推移，孩子就会兴奋起来。

不管是什么，大脑都会很快评价或评估这个触发事件，认为它需要情绪反应。因此，如果你的孩子患有多动症，反应会很快出现（冲动地），而且比其他人更强烈。有时，这四个步骤可以在几秒钟内发生，甚至是半意识的，就像自动反应——我们的意识无法干涉。如果孩子患有多动症，一旦这种情绪被触发，它就会使大脑薄弱的执行区域或者理性思考的能力过载，因此在这一点上，再多的理智也无济于事。在执行大脑区域能够恢复平静和平衡之前，就必须让情绪顺其自然地爆发。

幸运的是，对我们来说，这整个过程并不仅仅是自动的。尽管这一过程发生得非常快，但将其视为四个步骤，有助于我们了解我们可以在何处进行干预，以改变这种情绪反应的可能性。

图 4 显示了你可以在何处、以何种方式改变一个事件的进程以及它在未来引发的情绪。不过，有一点需要注意：研究表明，你在越前面的环节做出改变，就越有可能成功地避免情绪被触发或在情绪到来时对它进行管理。事实上，试图在后面的环节中进行干预可能只对年龄较大的儿童、青少年和成年人有效，他们已经在一定程度上发展出了情绪上的自我调节能力。

防止情绪失调的6个环节

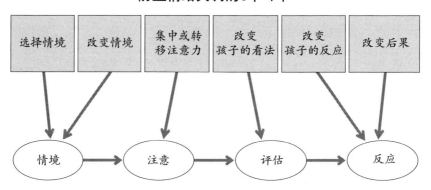

注：该图是基于 Gross 及其同事在 1998—2011 年间发表的作品中描述的 James J. Gross 的情感模态模型。

图 4

选择情境

如前所述，像在考虑孩子可能在哪里表现不恰当时所做的那样，审视一下那些最有可能引发孩子强烈情绪的情况、地点或事件。现在，选择其他的一些情境来替换它们。如果欺负你孩子的人很可能在某一天的某个时间出现在操场上，那么那时候就不要再去操场了。识别可能触发孩子情绪的环境、事件，甚至是人，从而避免情绪问题产生。就像你可能会避免在放学回家的路上把多动症孩子带到拥挤的超市，因为他会饿得焦躁不安，开始从架子上抓起糖果和其他零食一样。想想孩子最大的情绪困难是什么，如果是挫败感，那么在孩子已经很累的情况下，就避免让他和他那更善于运动的哥哥一起玩球。如果一开始情绪没有被激发，那么也就没有所谓的强烈情绪需要自我调节。

我知道你在想什么：如果我们简单地避免这些情况，而不教孩子应对这些情况所需的技能，他该如何学会情绪控制和面对这些有挑战的情况？再说一次，教授技能此时不起作用，因为假如真的有用，孩子也不会在这些情景下使用。此外，对于一个情感自控能力有生理缺陷的孩子来说，这很像是坐轮椅的人利用坡道进入一座建筑。"如果你一直躲着台阶，靠斜坡出行，你怎么能像其他人一样学着使用楼梯进入那栋楼呢？"这听起来很可笑，不是吗？因为，即使我们已经教会了孩子一些技巧，告诉她如何做得更好，基于生物学的问题也不太可能就这么消失了。相反，应尽可能避免让孩子接触诱发事件。你不必永远都这样做，但现在你要持续这样做，直到孩子的大脑发育得更好，执行能力有所进步，让她有更强的情绪控制能力。

改变情境

好吧，你发现自己和孩子处在一个你无法避免的情况下，这可能会导致一个情绪触发事件。怎么办？想办法改变这种情况，减少情绪被触发的可能性。比如，你无法避开孩子的朋友们想去的操场，或者欺凌者出现在不同于往常的某个时间或某一天。在这种情况下，你和孩子可以转移到欺凌者一般不去的操场的另一边，或如果可能的话，也可以径直转身走出操场。也许你可以邀请孩子们到你的院子里或家里玩。或者假设你的儿子在你知道发生了什么之前，就和哥哥开始玩接球游戏了，你已经可以看到竞争正在酝酿中，你的多动症孩子变得沮丧和愤怒。你能把大儿子带到一边，让他对弟弟宽容点吗？你能和他们一起玩吗？你能给游戏设定一个时间限制，然后提议他们玩一个小儿子能赢（或者至少比较擅长）的游戏吗？毫无疑问，你已经注意到"情境"不仅包括地点，还包括时间和时段、涉及的人，以及确切地发生了什么，所以你可以做出以下调整。

- 改变位置。转移到操场的另一边，找一个比较安静的地方让你的孩子玩耍或学习，或者干脆离开现场。
- 修改时间或时段。离开现场，并承诺一旦某个事件不会出现的时候，会带着他返回——欺凌者和其他孩子会回家，户外不会这么热，等等。或者缩短时间，对一项往往会让孩子感到沮丧的活动设置时间限制。把活动分解，中间安排休息。
- 改变现场的人员。争取哥哥的同情帮助（以奖励作为鼓励），引导孩子与其他一个或两个孩子一起参加活动，而不是参与一大群孩子的集体活动。如果可以，帮助孩子与具有相同执行年龄的孩子一起玩，而不伤害他的自尊，让其他成年人参与活动以保持和谐。我想这一点是不言而喻的——不要在孩子已经快累瘫了的时候，邀请总是激起孩子情绪的邻居来玩。

集中或转移孩子的注意力

我们都经常使用这种策略。我们正处于某种情境中，触发的情绪事件已经发生。现在怎么办？我们不再看它，不再听它，也不再关注它。也许你可以把目光移开，闭上眼睛，遮住眼睛，转过身来，做些什么让你的注意力从这件事上转移开。这么做可能会阻止你的情绪反应，但即使没有，它也会帮助你平息情绪，甚至帮助你更快地从情绪中恢复。还记得你会捂住耳朵或闭上眼睛以避开恐怖电影中最恐怖的部分吗？

所以，当你思考导致孩子变得情绪化的反复出现的情况时，你如何能将孩子的注意力从挑衅事件或触发事件转移开？如果孩子在你开车或购物的时候变得烦躁不安，耐心的等待往往会导致情绪低落、抗议或发脾气，那就把她的注意力从等待的行为上转移开。你有什么东西可以让孩子玩吗？有纸可以画画吗？她能玩智能手机上的游戏程序吗？可以听你手机上的铃声，然后选一个新的铃声吗？也许可以给你的伴侣打个电话，让孩子在等待的时候和爸爸 / 妈妈说说话？或者让孩子用手机相机拍照，扮演摄影师？改变孩子的注意对象，是防止或帮助孩子应对情绪应激状态的第三种方法。在本章前面的"过渡计划"中列出的转移注意力方法可以用来阻止不恰当的情绪表达，也可以防止不当行为。

　　提前想想你能做些什么来分散或改变孩子的注意力，这在将来会有好处，因为在你意识到之前，你可能会崩溃。如果你已经处在这种情况下，你就必须迅速想出一个让孩子转移注意力的办法，所以最好再记住一些方法。如果你和你的 4 岁孩子在收银台前排队，而你拒绝了她想要买糖果的要求，她就要发火了，那么你能不能和孩子玩躲猫猫游戏，让她在你结账时遮住眼睛？能和你的孩子玩一个游戏，把她的滑雪帽拉下来遮住眼睛吗？能不能让孩子跟你前面的店员或排队的人说话，这样她的注意力就转移了？或者更好的办法是，在孩子发脾气之前，赶快伸手拿一小包糖果，打开它，告诉孩子她应该得到这个奖励，因为她今天和你一起购物时表现很好。这样，你就避免了一次情绪爆发。

改变孩子对情境的看法

　　我不建议你在患有多动症的幼儿身上尝试这样做，因为这涉及与他们谈论引发多动症的事件、为什么他们会感到不安、事情没有他们想象得那么糟糕的原因，以及其他帮助他们应对强烈情绪的思考方式。你在这里教的是一种推理的形式，需要重新评估我们思维的意义和触发情绪的事件。多动症儿童根本不擅长这一点，因为他们有执行功能问题，这些问题包括口头的自我对话。但对于年龄较大的孩子来说，提问、推理甚至模拟他们对自己说的话来降低触发事件的影响，都可能奏效。然而，即便如此，对于这种方法的研究结果也并不乐观。这属于认知行为疗法，它通常用于成人，或者用于焦虑或抑郁儿童，这对他们来说效果更好。但对于多动症患者来说，在他们成年之前，这种方法似乎并不具备同样的效果。是的，我们对一件事的看法在很大程度上决定了事件所触发的情绪，但是对于一个 6 岁的孩子来说，当他愤怒、哭闹或爆发其他强烈情绪时，这样的思考方式太难了。

改变情绪反应

在所有能干预控制强烈情绪的环节中，这一个最不可能成功。我在这里提到它，是因为它是情绪控制环节的一部分。有的人（主要是成年人）可能能够平息强烈的情绪，比如咬紧牙关，抓住他们坐着的桌子或椅子的两侧，仅仅是利用强大的意志力来试图抑制情绪表达，或者至少采取一些行动。你仍然可以看到他们脸上流露出的情绪，但他们正努力不以其他方式表现出来。我不相信这会对多动症儿童或青少年有任何作用，因为他们本身就有冲动控制问题。

但是，你可以用另一种方式实施这一策略——让孩子服用由国家权威机构批准的多动症药物。研究表明，这类药物不仅能提高注意力和抑制力，还能改善执行功能，包括情绪失调。这类药物并不总是会起效，也不是对每个孩子都有效，但对服用此药的大多数人有效。所以，你的工具箱里有另一个选项，可以帮助你更好地管理孩子的情绪——考虑多动症药物。

改变情绪的后果

这种方法只是简单地使用旧的行为矫正方法——对不当行为实施负面后果，这样它就不会再出现，同时也加强了情绪控制的效果。这不一定会改变目前的情绪爆发，但它确实有很小的机会改变这种情况再次发生的可能性。在这里阐述的各项原则中，我已经介绍了许多这样的策略，即使用奖励和纪律来让多动症儿童或青少年对自己的行为更加负责，当然也包括对情绪采取行动。因此，当你的孩子在处理一个潜在的触发事件时，你可以寻找一些方法来奖励情绪控制，并针对与触发事件不成比例的过度负面情绪，考虑使用反应代价、罚金或计时暂停等方法。然后，你要有耐心：要想成功地用这类训练提高孩子的情绪控制能力，可能需要时间。然而，它不太可能完全解决好情绪自我调节的问题，这一问题主要基于生物学因素。

12 Principles for Raising a Child with ADHD

结论

融会贯通

在本书中，我提出了我认为抚养多动症孩子所需的最重要的 12 项原则。这些原则的提出基于我与数千个家庭的合作，我对这些家庭进行了大量的研究，同时这些原则也基于 40 多年来我对多动症的研究和个人工作。本书的介绍为理解多动症提供了很好的基础，更完整的细节可以参阅《如何养育多动症孩子》，现在已经更新到第四版了。在本书中，我的目标是给你一个有用的思维模式，以及一个工具箱——装满帮助应对和管理孩子的障碍的策略，但同样重要的是培养和保持与孩子的良好关系，这样才能让孩子茁壮成长，才能尽可能减少冲突，保证家庭生活顺利且愉快。我所认识的父母发现，采用这些原则可以提升孩子的发展、适应和社交效能，同时培养一种亲密、支持性的亲子关系。

可能你不需要所有的 12 项原则或本书中所有的具体方法来解决与之相关的缺陷。如果你遇到一个多动症孩子，那么你也只见过一个多动症孩子而已。孩子是独一无二的，你最了解你的儿子或女儿。我希望随着孩子的成长，你会逐渐构建出个性化原则，当你需要时能找到你所需的东西——包括提醒和支持。

一种让自己想起 12 项原则的方法是复印下面的列表（或下载并打印[1]），并将其贴在每天可以看到的位置——浴室镜子、冰箱门或卧室壁橱门内侧。

除了在引言中对多动症的介绍，在过去的 40 多年里我发现，要抚养好多动症儿童，让他们茁壮成长，一个重要的基础就是宽容。正如原则 2 所解释的，记住孩子患有障碍是很重要的。你的儿子或女儿会情不自禁地表现出

---

[1] 可登录万千心理网站 www.wqedu.com 下载及打印。——译者注

非典型的行为，有时还会捣乱。记住这 12 项原则，你就可以最大限度地减少这种干扰，保护你的孩子，促进孩子的适应能力和成就。但有时你必须对孩子、对自己，甚至对孩子的世界里那些不了解多动症的人，练习宽容。

养育多动症孩子的 12 项原则

原则 1. 利用通往成功的钥匙

原则 2. 记住这是一种障碍

原则 3. 做牧羊人，而不是工程师

原则 4. 分清任务的轻重缓急

原则 5. 正念育儿：陪伴与觉察

原则 6. 提升孩子的自我觉察和责任感

原则 7. 多触摸，多奖励，少说话

原则 8. 让时间变得真实可感

原则 9. 工作记忆失灵：卸下负担，将任务步骤实体化

原则 10. 有规划，有组织

原则 11. 使问题解决具体化

原则 12. 未雨绸缪：为家里和家外的困难做好预案

注：选自 Russell A. Barkley 的《多动症孩子养育指南：给父母的 12 项原则》，Copyright © 2021 The Guilford Press.

练习宽恕

患有自我调节神经发育障碍的孩子的父母，将经历比一般父母更大的育儿压力。这是因为你的孩子比其他孩子需要更多的组织规划、监督和行为管理。做多动症孩子的家长似乎是一份全天候的工作。可能你会觉得，如果孩

子行为不规范，你就必须对可能出现的问题保持高度警惕。孩子肯定不是故意与你作对，也不是故意让你的生活如此痛苦，但有时你会有这种感觉。一位特殊教育老师曾经告诉我的话，也许对你会有帮助：最需要关爱的孩子很可能会用最难以置信的方式表现这种需求。你知道孩子有源于大脑的自我调节能力和执行功能的问题，这应该唤起你的同理心和同情心，让你愿意做出适当的调整并寻求最有效的循证治疗。

但是，如果有时以障碍的视角来看待多动症还不够，那么帮助你改变心态并宽容孩子的一个有效方法就是复述这 12 项原则，就好像这个有多动症的孩子在请求你，甚至恳求你遵循它们一样。专栏 20 呈现的是多动症孩子的心声。

专栏 20

孩子的公开信

　　亲爱的爸爸妈妈：我真的需要你们的帮助，也希望你们理解我的多动症。

　　1. 我知道我能成功，但需要你们的爱、支持和额外的帮助才行。

　　2. 我没有选择变成这样，但我需要你们接受我本来的样子。

　　3. 多动症并不能定义我的一切——我有许多独特的优点和才能，我是你们独一无二的孩子——但我需要你们保护我，创造一个让我可以茁壮成长的环境。

　　4. 我不能总是做你们想让我做的每件事，我也不想为此争吵，所以请放下一些对我们都不重要的事情，把注意力集中在那些能做的事情上。

　　5. 我不能像其他孩子一样能控制自己的行为，但我真的需要你们注意我何时表现得好，这样我才能记住如何表现得更好，有时我只想和你们在一起、得到认可。

6. 我并不总是能意识到我做错了什么——请帮助我更好地意识到和监控自己。

7. 我不能像其他孩子那样能激励自己——你们可以通过给我更多的外部结果、反馈和认可（少一些吼叫），来帮我坚持并完成任务。

8. 爸爸妈妈，我"对时间视而不见"，所以要有耐心；通过让时间变得可视化（实物），并和我一起把大项目分成小步骤，来帮助我处理这个问题吧。

9. 我知道我很健忘，你们可以做一些事情来帮助我，让我记住我应该做什么。

10. 好吧，我不是很有条理——如果你们教我如何组织管理我自己和我的事情，我可以做得更好。

11. 我不能像别人那样在头脑中解决问题——请帮助我把问题元素转化为可以动手操作的部分，这样我就能更好地解决问题。

12. 远离家和日常生活会让我更加难以集中注意力或记住该做什么。你们能为去商店购物和其他地方旅行做计划吗？这样我就可以控制所有的分心、诱惑和情绪了。

我不能独自面对多动症——

请让我们一起努力

如果想象孩子恳求你做这些事情，并没有让你热泪盈眶、喉中哽咽，并帮你成为一个更善解人意、更有同情心、更宽容的家长，那么说明你或许对孩子缺乏同理心。这似乎不太可能。因此，请将这些请求记在心里，在抚养多动症孩子时认真考虑这些原则。你不会后悔的。

宽恕孩子

同样，你也不会为自己越来越善于宽恕孩子而感到遗憾。多动症意味着你的孩子会比其他孩子犯更多的错误。你知道孩子不是故意这样做的。这不是什么任性的选择。孩子在执行年龄上滞后 30%，意味着他在自我控制方面会表现得像年龄小 30% 的人。

宽恕孩子因为这种差异而犯的错误，并不意味着你不想帮助他表现得更好。你可以利用本书中的原则来操作。但这确实意味着，一旦你有计划来帮助孩子改善行为，对于最近孩子的错误所引发的所有情绪，你都要放下，转而关注他下次如何能做得更好，和孩子一起弄清楚下次你们打算怎么处理这个问题。那就让上一次过去吧。只要孩子明白他所做的是不对的，只要你鼓励他为自己的错误所造成的损失道歉和赔偿，接下来就应集中精力教他该怎么做。这些完成之后，一切结束——宽恕他吧。

这种方法不仅有益于孩子，也有益于你。多动症孩子的父母迫不得已总是要很频繁地对孩子进行干预，这常常会造成很大的压力。频繁的日常干预所积累的压力会导致暴躁、愤怒和怨气。有很多方法来应对这种压力，如经常锻炼、做瑜伽、冥想、安排"私人时间"或更多的独处时间、与伴侣分担教养责任，或者找到一些方法让自己恢复元气，比如个人爱好、朋友或教会团体。正念，是在原则 5 中引入的，对于学习释放痛苦特别有帮助。《如何养育多动症孩子》（第四版）对自我照顾的方法进行了详细的讨论。然而，让父母管理愤怒和痛苦，其中一个可靠方法是宽恕那个看似带来了愤怒和痛苦的孩子。

因此，请时常提醒自己，孩子是有障碍的。要努力用同情心和建设性的策略来对待他的困难行为。如果可以，从他的不当行为中找到可笑之处甚至幽默。只要他做出了合理的行为，那就用合适的方式告诉他你宽恕他了。至少，在你的心里这样做。

请记住，正如葆拉·劳斯（Paula Lawes）所写，宽恕不是你给别人的礼物，而是你给自己的礼物。宽恕不是让对方轻易摆脱困境，也不是给别人一份你觉得他不配得到的礼物。它是一种驱散精神毒素的方法，这些毒素会积聚在你的头脑中，它们来自愤怒、伤害、悲伤、怨恨、屈辱，以及你和另一个人——这里所指的是多动症儿童或青少年——交往时所产生的普通压力。

在我多年的临床实践中，有些父母教会了我一些他们发现的方法，能帮助他们保持情绪平衡，减轻压力，宽恕多动症孩子，并努力成为更富有爱心和同情心的父母。我认为这些应对方法非常有用，后来我把它们传达给了其他父母，现在我想把这些方法传达给你。

在冰箱门上贴一张孩子表现乖巧的照片。一位母亲告诉我，她无意中发现了这个策略，这确实有助于她在处理多动症孩子频繁的不良行为时保持相对冷静。某个春天的一天，她的孩子从外面玩耍归来，手里拿着一把从花坛里摘下的花。他想把花作为礼物送给妈妈。她没有为自己的花坛被毁而生气，而是拿起手机，拍了张照片，打印出来，贴在冰箱上。这张照片每天都提醒自己这是怎样的一个孩子——可爱、体贴、善良，而不仅仅是一个捣蛋鬼。当她对儿子感到失望，情绪失控时，她就会走向冰箱，长时间地、认真地看着那张照片。那是她真正的儿子，而不是那天早上因为违反规则和行为不端，被她揪着不放的小恶魔。这是个值得考虑的好主意。

日行失忆！另一位家长告诉我，他处理孩子频繁的不良行为以减轻压力的方式就是他所说的"日行失忆"。在中午或一天结束时（或两个时段都有），他会拿一张纸和一支铅笔坐下来，用他最喜欢的方式放松一下，把他女儿当天做错的事情列一张清单。他甚至用大写字母和感叹号标注出了一些更加难以容忍的问题。当他认为自己已经尽可能完整地列了一份清单，并因此对当天与女儿的冲突发泄了不满时，他会做一些不同寻常的事情。他走到外面的平台上，拿起一根火柴、擦燃，然后点燃纸的下角，看着它慢慢烧尽。当火苗接近他的指尖时，他松开手，也放走他那天对女儿所有的不满。然后他说："我爱你，我原谅你。"完成后，这些事就从他的头脑和生活中彻底删除。也许这个策略也适用于你。

看着孩子睡觉。这对年龄较小的孩子比对十几岁的孩子更有效——如果这时青少年醒来，可能会觉得你这么做有点恐怖。熟睡的青少年可能也无法传达此处想传达的形象。一位母亲告诉我，当她和多动症孩子度过了特别糟糕的一天时，她会在孩子上床睡觉后找个时间踮起脚尖走到卧室门前，打开门缝溜进房间，静静地找个地方坐在地板上，背靠着墙。然后看一会儿孩子睡着的样子。几乎没有什么东西能像熟睡的孩子那样天真无邪了。你的心都要融化了，不是吗？看着他如此天真地睡着，你怎能不放下一天的烦恼？在压力很大的日子里，她甚至会带上一杯霞多丽白葡萄酒，一边啜饮，一边努力在孩子睡觉的时候，在孩子的房间里感受自己和他、自己和自己之间的平静。

我相信你有自己的方法寻求私人时间，减轻自己的压力，在生活中找到一些平静，并且"放下"那天关于养育孩子的压力事件。也许是在烛光下泡泡澡，放着你最喜欢的减压音乐；或者恰恰相反，比如当孩子在睡觉，你的伴侣在家监督他们时，去长跑或者去健身俱乐部锻炼；或者这是一段安静的沉思、祈祷或冥想的时间，在你最喜欢的地方享受这样的"私人时间"；或者给一个亲密好友打电话，你们永远有聊不完的天，或者和你的伴侣聊一聊。最后，你都会发现一个神奇的行为——宽恕。你的孩子什么都依赖你。你是孩子的锚、靠山、向导、治疗师、老师、保护者、供给者，最重要的是，你是孩子的牧羊人。

宽恕自己

第二个你需要练习宽恕多动症孩子的原因是，你需要宽恕自己——并且是经常这样做。为什么？因为不仅孩子会犯很多错误，你也会。当父母肯定会犯错。没有人是完美的父母；我们在抚养孩子时都会犯错。培养适应良好的孩子的秘诀不是不犯任何错误——这绝不可能，而是争取下次在相同的情况下把事情做好。努力在不断犯错之后成为一个更好的人。你遵循该建议的唯一方法不是纠缠于你的错误，而是承认错误已经发生，向你可能对待不公的人表达歉意和遗憾——这当然包括你的孩子——然后对错误释然。用自我宽恕的方式来放下错误。你可以对自己说，你现在意识到你所做或所说的是不对的。现在的你，不是你想成为或自认可以成为的父母。向自己保证，下次你会努力做得更好，为孩子做一个更好的父母。那就宽恕自己的错误，放下痛苦吧。

关于宽恕他人的注意事项

你知道孩子有神经遗传发育障碍；其他人也许并不知道。因此，你知道孩子总是忍不住以非正常和破坏性的方式行事，而其他人则不然。你知道孩子因为这种障碍，比别的孩子需要更多的理解、同情和亲力亲为的照顾与管理，而其他人则不然。很多时候，特别是在公共场合，甚至与你的朋友和大家庭成员在一起的时候，其他人可能会误解孩子破坏性行为的性质，特别是它的来源。他们不仅会严厉地评判孩子的不良行为，还会严厉地评判你和你的育儿能力。

不管你能多好地为多动症儿童辩护，你不可能改变所有这些人或整个社会的想法。所以你只能做一件事去挽救内心的平静——宽恕他们！不，那也改变不了他们，但至少可以减轻你的压力。

当有人瞪着你或你的孩子，或说了一句脏话，很可能会引发一场疯狂的争吵，甚至相互怒骂和报复心理。但这些反应往往只会激起你的愤怒。所以我建议采纳一些我们在认知行为治疗中经常教授的一些心理恢复方法。审视此人的批评反应来自何处。他们几乎总是对多动症一无所知。这个人并不真正了解你正在经历什么，尤其是你的孩子正在经历什么。这是对方的错，别人的问题——你不必把它变成自己的问题。然后，练习宽恕。你当然不必大声表达出来。对自己说："我原谅你对我孩子的障碍的无知。我原谅你毫无根据地谴责我和我的孩子。"许多父母发现这是释放愤怒、遗憾，甚至羞辱的最快的方式。然后，继续自己的生活，从这种遭遇中解脱出来。和孩子到别的地方去，心理上也会感觉更舒服。

当 12 项原则不足以解决问题时，考虑药物治疗

有时，即使父母遵循本书中的原则，也不足以完全或有效地减少多动症儿童经历的所有症状和障碍。毕竟，这是一种神经发育障碍。这意味着，对

于大多数被诊断为多动症的儿童来说，这种状况在整个成长过程中具有某种持久性。如果仅仅使用这 12 项原则还不够呢？如果一种疾病主要是生物学原因引起的（如糖尿病或癫痫），如多动症，那么有时我们必须考虑增加生物疗法。如果儿童或青少年的多动症非常严重，很可能导致受伤，甚至导致早逝或预期寿命缩短，使用本书提出的原则仍然会让孩子面临着巨大的风险，那么用一种被批准用于治疗多动症的生物制剂为孩子治疗难道不是正确的吗？作为父母，这由你来决定。如果你认为孩子需要更多的帮助，我强烈建议你去了解多动症药物，这已经得到彻底研究，并在蒂莫西·威伦斯（Timothy Wilens）博士的《直言相告：儿童精神健康与调节》（*Straight Talk about Psychiatric Medications for Kids*）和我的著作《如何养育多动症孩子》中详细讨论了。但我也明白，家长对尝试给孩子服用精神病药物心存疑虑，所以我在这里主要是想消除多年来从许多家长那里听到的谬见。你可能还对一名家长的故事感兴趣，她发现多动症药物改变了她的多动症儿子的生活。在恐怖妈咪（Scary Mommy）网站上，丽塔·坦普尔顿（Rita Templeton）描述了儿子对药物试验的反应："这是第一次……好吧，也许是有史以来，科林看起来真的很放松。但不是一种僵化、失联的方式；更像一种释然的方式。就像终于卸下了本不该承受的包袱。"

关于多动症药物的谬见

1. 多动症不是真正的疾病，所以使用药物来治疗是错误的。成千上万的多动症科学研究本应该消除这一论点，但它仍然时不时出现。真正的疾病是人类普遍存在的基于生物学的心智能力（每个人都应发展的能力）缺陷，这种缺陷会造成伤害（更高的死亡率、发病率或主要生活活动受损）。多动症显然符合这些条件，因此多动症是一种真正的疾病。

2. 多动症可能是一种真正的疾病，但不是生物问题的结果。它是社会因素的结果，如饮食、使用电子设备或不良教养。因此，药物治疗毫无根据，它们只是掩盖了问题的真正根源。多动症是一种基于生物的疾病［更多信息请参阅《如何养育多动症孩子》（第四版）］，因此，当心理治疗不足以解决问题时，使用诸如药物之类的生物制剂来帮助解决这一问题是有必要的。

3. 多动症药物是一种药力强大的、能引起脑损伤的改变大脑的药物。在数百项神经成像或其他研究中并没有证据表明，按照规定服用多动症药物对儿童的大脑或其发育有任何损害性的影响。是的，如果这些药物被高剂量滥用，并通过注射或吸入等其他方式注入人体，那么在较长时间内，大脑可能会发生一些改变和损伤。但这并不是这些药物用于多动症的正确方法，所以这就是为什么研究没有发现任何损害或发育受损的证据。相反，现在至少有 33 项研究表明，使用多动症兴奋剂药物的延伸治疗实际上可能促进与多动症相关的脑区的发育，而多动症儿童的这些脑区域通常比正常大脑中的同一区域小。

4. 多动症药物可能导致未来对其他药物，特别是其他兴奋剂上瘾的风险。目前已有 18 项以上的研究，包括我自己的纵向研究，发现没有任何证据表明用多动症药物治疗儿童或青少年会增加他们以后药物使用障碍的风险。事实上，一些研究发现，青春期持续服用多动症药物可降低未来某些类型药物使用的风险。要明白，患有多动症的儿童和青少年，如果没有接受过多动症药物治疗，其日后出现药物使用障碍的风险明显更高。因此，是多动症，而不是多动症药物，增加了以后成瘾或其他药物使用问题的风险。治疗多动症可以降低这些风险。

5. 在尝试多动症处方药之前，最好尝试非处方替代疗法或自然疗法。我希望这是真的。研究表明，许多父母（超过 60%）甚至在和家庭医生讨论多动症之前就已经尝试过用替代疗法或自然疗法来治疗孩子的多动症。如果这种疗法有效，将为我们提供一种简单而廉价的治疗方法来代替多动症处方药。但是，没有任何天然、草药、替代或其他形式的疗法能像美国食品药品监督管理局批准的多动症药物那样有效地治疗多动症，对很多人来说都是如此。

6. 在考虑给孩子治疗多动症之前，我应该先让孩子接受心理治疗。这其实不是谬见。这确实是美国疾病控制和预防中心、美国儿科学会和其他组织所推荐的。对于一个不急需治疗的轻度多动症儿童来说，这也许是有意义的。但是对于中度到重度的多动症，或者在这种疾病长期得不到治疗，疾病对儿童或青少年的伤害就可能迫在眉睫的情况下，这种方法是没有意义的。心理治疗比药物治疗需要更长的时间才能产生效果，比药物治疗产生的改善更少，需要成年人始终如一地执行，而且不是在所有条件下都可行（比如青少年开车时）。

回到原点：改变心态、改变你理解和关心多动症孩子的方式

本书中的原则旨在帮助你实现我在一开始就设定的目标：理解多动症，并使用成功的关键方法，我认为这有助于培养一个快乐、健康的多动症儿童（见原则1）。前几条原则着重于改变你对多动症和孩子的心态。我想让你明白，许多其他临床科学家和我已经把多动症理解为一种执行功能和自我调节的神经发育障碍。事实上，你的孩子——不是由于她自己的过错——远远没有其他孩子能够控制自己的行为，这就是为什么你的干预必须远远超出正常孩子的父母，这样才能帮助管理孩子，保护她免受伤害，促进她的发展。如果你是这样理解多动症的，那么我写这本书的几个目标可能已经实现了。

本书的目标之一是让你接纳孩子原本的样子，而不是你想要她成为的样子。这里想表达的观点是，你是一个牧羊人，而不是工程师。你不能设计自己的孩子，你无法重新设计他们，使其摆脱多动症。另一个目标是提倡一种更加正念的育儿方法，这样你就可以更好地照顾、评估、奖励和以其他方式支持孩子，帮助她更好地适应。我希望，通过对多动症的更好、更深入的理解，并借助做孩子心灵牧羊人的概念，你也能培养对孩子的同情和宽恕。如果你已经阅读并开始应用这本书中的12项原则，你很可能已经形成了一种更准确、更有帮助、压力更小的心态来抚养你的多动症孩子。

我们的心理参照系对生活有着强大的影响，因为它组织了我们对生活的理解，在我们的孩子身上也是如此。在这个过程中，心理参照系在很大程度上决定了我们在满足生活需求和抚养孩子方面所做的决定和采取的行动。有

了对孩子多动症的新观点，你现在处于更有利的状态来安排你需要做的各种各样的调整，这样孩子就不会因为多动症而受到那么多的阻碍。换句话说，这 12 项原则中的策略可以帮助你的孩子适应、发挥功能并取得成功。它们也能帮助你改变自己的行为，让你成为一位更有效率和爱心的家长。反过来，它们也会帮助你改变孩子的行为，使孩子在与你保持密切关系的同时，在必须做的事情上取得更大的成功。

我对你的祝愿

我祝愿你们都能成功地将这些基本原则应用到多动症儿童或青少年身上。我希望你能发现它们对你管理多动症孩子是有用的。一个临床医生和临床研究人员所能得到的最大的赞扬，莫过于得知像你这样的父母从我一生所从事的工作中受益匪浅。这些原则正是源自我毕生的工作。我也希望你在运用这些原则的过程中，不仅减轻了孩子的多动症和相关缺陷，更重要的是，你大大改善和加强了与孩子的关系。这种关系可以支撑你和孩子的一生。

○ ◐ ● ● **资源**

　　互联网为多动症儿童的父母提供了许多额外的信息、支持和建议。下面的清单是按照本书的原则划分的。

原则 1　利用通往成功的钥匙

《多动态度》杂志（*ADDitude* magazine）
比书更聪明（Beyond Book Smart）
儿童心理研究所（Child Mind Institute）
健康热线（Healthline）
理解网（Understood）

原则 2　记住这是一种障碍

注意缺陷障碍协会（Attention Deficit Disorders Association）
加拿大多动症意识中心（Centre for ADHD Awareness，Canada）
儿童心理研究所（Child Mind Institute）
多动症儿童和成人网（Children and Adults with ADHD）
助力多动症（Help for ADHD）
Russell A. Barkley 博士个人网站

世界多动症联盟（World Federation for ADHD）

原则 3　做牧羊人，而不是工程师

《科学美国人》（*Scientific American*）

好头脑（Very Well Mind）

书籍

Pinker, S.（2002）. *The blank slate*. New York: Penguin.

Rich Harris, J.（2009）. *The nurture assumption*. New York: Free Press.

原则 4　分清任务的轻重缓急

家庭网（Families）

儿童健康网（KidsHealth）

父母圈（Parent Circle）

当代家庭养育（Parenting the Modern Family）

养育：最重大的工作（Parenting: The Biggest Job）

原则 5　正念育儿：陪伴与觉察

啊哈！育儿（Aha! Parenting）

儿童心理研究所（Child Mind Institute）

傻瓜网（Goop）

戈特曼研究所（Gottman Institute）

至善杂志（Greater Good Magazine）

《赫芬顿邮报》（*Huffington Post*）

绿色身心（Mind Body Green）

正念：健康头脑，健康生活（Mindful: Healthy Mind, Healthy Life）

心理活力网（PsychAlive）

《华盛顿邮报》（*Washington Post*）

书籍

Bertin, M.（2015）. *Mindful parenting of ADHD*. Oakland, CA: New Harbinger.

Kabat-Zinn, J.（2005）. *Wherever you go, there you are*. New York: Hachette Books.

Kabat-Zinn, J., & Kabat-Zinn, M.（1998）. *Everyday blessings: The inner work of mindful parenting*. New York: Hachette Books.

Race, K.（2014）. *Mindful parenting: Simple and powerful solutions for raising creative, engaged, happy kids in today's hectic world*. Spokane, WA: St. Martin's Griffin.

原则 6　提升孩子的自我觉察和责任感

自我觉察

心智探索（Exploring Your Mind）

领导经济学（Leaderonomics）

给孩子的任务学习（Learning Works for Kids）

妈咪枢纽（MomJunction）

父母工具箱（给幼儿园小朋友的秘诀）[Parent Tool Kit（tips for kindergarten age children）]

今日心理学（Psychology Today）

行动根源（Roots of Action）

理解网（Understood）

你是妈妈（You Are Mom）

责任心

啊哈！育儿（Aha! Parenting）

亲职教育中心（Center for Parenting Education）

父母赋能（Empowering Parents）

好家长（A Fine Parent）

书籍

Barkley, R. A., & Benton, C.（2013）. *Your defiant child: 10 steps to better behavior*. New York: Guilford Press.

Barkley, R. A., Robin, A. R., & Benton, C.（2013）. *Your defiant teen*. New York: Guilford Press.

Bertin, M.（2011）. *The family ADHD solution*. Spokane, WA: Griffin.

原则 7　多触摸，多奖励，少说话

美国心理学会（育儿心得）[American Psychological Association（parenting tips）]

儿童发展研究所（20 种让孩子倾听的说话方式）[Child Development Institute（20 Ways to Talk So Your Kids Will Listen）]

育儿网（Parents）

平静育儿（Peaceful Parent）

今日心理学（Psychology Today）

育儿网络（Raising Children Network）

《今日父母》（*Today's Parent*）

好家庭（Very Well Family）

原则 8　让时间变得真实可感

好学校（Great Schools）

学业网（Scholastic）

计时器（Timers）

好家庭（Very Well Family）

原则 9　工作记忆失灵：卸下负担，将任务步骤实体化

《多动态度》杂志（*ADDitude* magazine）

夏洛特父母（Charlotte Parent）

开发思维（Developing Minds）

家庭很重要（Family Matters）

爱家协会（Focus on the Family）

大都市儿童（MetroKids）

养育网（Parenting）

正面养育（Positive Parenting）

学业网（Scholastic）

理解网（Understood）

提醒手表（WatchMinder）

医生网（WebMD）

原则 10　有规划，有组织

亚丽杭德拉（Alejandra）

杂乱无章（Clutterbug）

酷妈妈之选（Coolmompicks）

好管家（Good Housekeeping）

美国家居与园艺电视台（按年龄分类的整理建议）[HGTV（recommendations for organizing broken down by age group）]

美丽家居（House Beautiful）

儿童健康组织（KidsHealth）

井然有序的家（Organized Home）

育儿网（Parents）

学业网（Scholastic）

原则 11　使问题解决具体化

职业爸爸（All Pro Dad）

生活期刊网站（Big Life Journal）

光明地平线（面向幼儿）[Bright Horizons（for young children）]

领先优势幼儿学习与知识中心（Head Start Early Childhood Learning and Knowledge Center）

心脑在线（Heart-Mind Online）

育儿网络（Raising Children Network）

学业网（Scholastic）

好家庭（Very Well Family）

原则 12　未雨绸缪：为家里和家外的困难做好预案

童年 101（Childhood 101）

明确预期（Clear Expectations）

二分时刻家庭咨询（Equinox Family Consulting）

家庭居所（光明地平线）[The Family Room（Bright Horizons）]

马萨诸塞州行为健康合伙人网（MassPartnership）

能干的妈妈（Momables）

酷炫妈妈网（Momtastic）

积极养育（Proactive Parenting）

雷切尔网（Racheous）

美国杨百翰大学奖学金档案（Scholarship Archives at Brigham Young University）

结论：融会贯通

Wayne Dyer 博士个人网站

宽恕练习[Forgiveness Practice（YouTube）]

至善行动（Greater Good in Action）

《赫芬顿邮报》网站（生活板块）[Huffington Post（Life Section）]

杰克·康菲尔德（Jack Kornfield）

生活妙招组织（LifeHack.org）

正念（Mindful）

安全和健康（Safety and Health）

恐怖妈咪（Scary Mommy）

灵性和健康（Spirituality and Health）

最强家庭研究院（Strongest Families Institute）

生活与爱小贴士（Tips on Life and Love）

合作写作（Writing Cooperative）